肾内科疾病诊疗

SHENNEIKE JIBING ZHENLIAO

主编 许维涛 付艳红 徐磊 曲晨

U0324791

上海交通大学出版社
SHANGHAI JIAO TONG UNIVERSITY PRESS

内容提要

本书重点介绍了常见肾内科疾病的诊疗，包括肾小管疾病、肾间质疾病、原发性肾小球疾病及其他相关肾脏疾病等。本书不仅可作为肾内科医师科学、规范、合理进行临床诊治的参考用书，而且对肾脏疾病患者及其家属也不失为一本可读的参考材料。

图书在版编目（CIP）数据

肾内科疾病诊疗 / 许维涛等主编. --上海 ： 上海交通大学出版社，2023.10

 ISBN 978-7-313-27439-7

 Ⅰ．①肾… Ⅱ．①许… Ⅲ．①肾疾病－诊疗 Ⅳ.①R692

 中国版本图书馆CIP数据核字（2022）第168772号

肾内科疾病诊疗

SHENNEIKE JIBING ZHENLIAO

主　　编：许维涛　付艳红　徐　磊　曲　晨

出版发行　上海交通大学出版社　　　　　　　地　　址：上海市番禺路951号

邮政编码：200030　　　　　　　　　　　　　电　　话：021-64071208

印　　制：广东虎彩云印刷有限公司

开　　本：710mm×1000mm 1/16　　　　　　经　　销：全国新华书店

字　　数：200千字　　　　　　　　　　　　印　　张：11.5

版　　次：2023年10月第1版　　　　　　　　插　　页：2

书　　号：ISBN 978-7-313-27439-7　　　　　印　　次：2023年10月第1次印刷

定　　价：158.00元

编委会

主　编

许维涛　付艳红　徐　磊　曲　晨

副主编

张　冉　梁华般　马继孔

编　委（按姓氏笔画排序）

马继孔（云南省大理白族自治州人民医院）

付艳红（山东省济宁市金乡县人民医院）

曲　晨（山东省济南市第五人民医院）

刘沫言（解放军第960医院）

许维涛（山东健康集团枣庄中心医院）

张　冉（上海天佑医院）

徐　磊（山东省青岛市黄岛区中医医院）

梁华般（广东省人民医院）

主编简介

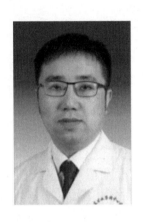

◎ **许维涛**

　　毕业于徐州医学院临床医学专业，现就职于山东健康集团枣庄中心医院，担任肾内科主任及济宁医学院兼职副教授，兼任枣庄市医学会肾脏病学专业委员会主任委员。擅长治疗各种尿路感染，急、慢性肾小球肾炎，肾病综合征，原发性、继发性肾脏病，尤其擅长慢性肾衰竭一体化治疗，熟练掌握肾穿刺活检术、颈内静脉置管术、腹膜透析置管术、动静脉内瘘成形术等各项手术操作。发表医学论文6篇，出版著作3部，拥有国家专利1项。

前言

肾内科疾病作为威胁人类健康的常见疾病，已经成为全球性公共卫生问题。人口老龄化问题的不断加剧，使各类肾脏疾病的发病率呈逐年上升的趋势。肾内科疾病的病因复杂，症状相对隐蔽，早期不易被发现，一旦发展到肾衰竭，患者的生命就会受到严重威胁，因此提高肾内科疾病的诊疗水平，保障人民群众肾脏健康是肾内科医师的责任和义务。近年来，随着现代医学技术的快速发展，对肾内科疾病发病机制的解析和新型临床诊疗技术的研究也取得了重大进展，涌现出一些新技术、新方法、新思路。为了使肾内科医师提高对疾病诊断、治疗和预防的技术水平，减少患者痛苦、提高生活质量、延长寿命，我们特组织相关专家精心编写了《肾内科疾病诊疗》一书。

本书以临床为主导，以突出实用性为宗旨，重点介绍了常见肾内科疾病的诊疗，包括肾小管疾病、肾间质疾病、原发性肾小球疾病及其他相关肾脏疾病等。本书在编写过程中注重临床与基础相结合，突出科学性和实用性，不仅可作为肾内科医师科学、规范、合理进行临床诊治的参考用书，而且对肾脏疾病患者及其家属也不失为一本可读的参考材料。

在编写过程中，参编人员精心规划，认真编写，投入了大量的时间和精力，力求内容科学准确。由于医学发展迅速，涉及各学科研究的领域广阔，内容不断更新，新术语不断涌现，再加上目前缺乏此类专著，本书编写虽然经过了较长时间的准备,参阅了大量的文献资料,但由于水平所限,书中存在的疏漏或不足之处恳请广大读者见谅,并望批评指正,以便再版时修正。

《肾内科疾病诊疗》编委会

2022 年 9 月

目录

第一章

肾小管疾病

第一节 肾小管性酸中毒

肾小管性酸中毒(RTA)是由于近端和/或远端肾小管功能障碍所致的代谢性酸中毒,而肾小球功能正常或损害轻微。临床多见于 $20\sim40$ 岁女性,一般依据病变部位及发病机制的不同,肾小管性酸中毒可分为Ⅰ型、Ⅱ型、Ⅲ型、Ⅳ型等4型。

一、远端肾小管性酸中毒(Ⅰ型)

(一)概述

本型 RTA 是由于远端肾小管酸化功能障碍引起,主要表现为管腔液与管周液间无法形成高 H^+ 梯度,因而不能正常地酸化尿液,尿铵及可滴定酸排出减少,产生代谢性酸中毒。

(二)临床表现

1.高血氯性代谢性酸中毒

由于肾小管上皮细胞泌 H^+ 入管腔障碍,H^+ 扩散返回管周,故患者尿中可滴定酸及铵离子(NH_4^+)减少,尿液不能酸化至 $pH<5.5$,血 pH 下降,血清氯离子(Cl^-)增高。但是,阴离子间隙(AG)正常,此与其他代谢性酸中毒不同。

2.低血钾症

管腔内 H^+ 减少,而钾离子(K^+)代替 H^+ 与钠离子(Na^+)交换,使 K^+ 从尿中大量排出,导致低血钾症。重症可引起低钾性瘫痪、心律失常及低钾性肾病(呈现多尿及尿浓缩功能障碍)。

3.钙磷代谢障碍

酸中毒能抑制肾小管对钙的重吸收,并使 $1,25\text{-}(OH)_2D_3$ 生成减少,因此患者会出现高尿钙、低血钙,进而继发甲状旁腺功能亢进,导致高尿磷、低血磷。严重的钙磷代谢紊乱常引起骨病(骨痛、骨质疏松及骨畸形)、肾结石及肾钙化。

(三)诊断要点

(1)出现 AG:正常的高血氯性代谢性酸中毒、低钾血症,尿中可滴定酸或 NH_4^+ 减少,尿pH$>$6.0,远端肾小管性酸中毒诊断即成立。

(2)对不完全性远端肾小管性酸中毒患者可进行氯化铵负荷试验(有肝病者可用氯化钙代替),若尿 pH 不能降至 5.5 以下则本病诊断可成立。

(四)治疗

1.一般治疗

患者如有代谢性酸中毒,应减少食物固定酸摄入量,采用低盐饮食减少氯离子摄入量。对继发性患者应控制或去除病因。

2.药物治疗

(1)纠正代谢性酸中毒:碱性药物的剂量需个体化,可根据血 pH、二氧化碳结合力及尿钙排量加以调整,其中 24 小时尿钙排量($<$2 mg/kg)是指导治疗的敏感指标。有高氯性代谢性酸中毒者,可用碳酸氢钠 2.0 g,3 次/天,口服;或用 5%碳酸氢钠 125 mL,静脉滴注。

(2)纠正电解质紊乱:目前认为纠正酸中毒开始即应予补钾;重症低钾患者,在纠酸前就应补钾。一般补钾应从小剂量开始,尽量避免使用氯化钾,以免加重高氯血症。补钾时应监测血钾或行心电监护,以防止高血钾,可用 10%枸橼酸钾 10 mL,3 次/天,口服;严重低钾时(血钾$<$2.5 mmol/L),则可用 10%氯化钾 15 mL加入 10%葡萄糖注射液 500 mL 中静脉滴注。存在骨病或缺钙严重者,可给钙剂与维生素 D_3(一般不使用维生素 D_2),用维生素 D_3 滴丸$(5\sim10)\times10^4$ U,1 次/天,口服;或用骨化三醇(罗钙全)0.25 μg,1 次/天,口服;有肾结石、肾钙化时不宜使用维生素 D 和钙剂。当血磷、碱性磷酸酶降至正常时可减量或停用。

二、近端肾小管性酸中毒(Ⅱ型)

(一)概述

Ⅱ型肾小管性酸中毒是由近端肾小管酸化功能障碍引起的,主要表现为 HCO_3^- 重吸收障碍,常见于婴幼儿及儿童。

(二)临床表现

与远端 RTA 比较,它有如下特点。

(1)虽均为 AG 正常的高血氯性代谢性酸中毒,但是化验尿液可滴定酸及 NH_4^+ 正常,HCO_3^- 增多。而且,由于尿液仍能在远端肾小管酸化,故尿 pH 常在 5.5 以下。

(2)低钾血症常较明显,但是,低钙血症及低磷血症远比远端 RTA 轻,极少出现肾结石及肾钙化。

(三)诊断要点

(1)患者有 AG 正常的高血氯性代谢性酸中毒、低钾血症。

(2)尿中 HCO_3^- 增加,近端肾小管性酸中毒诊断成立。

(3)如疑诊本病,可做碳酸氢盐重吸收试验,患者口服或静脉滴注碳酸氢钠后,肾 HCO_3^- 排泄分数＞15% 即可确诊本病。

(四)治疗

1.一般治疗

有病因者应注意去除病因。

2.药物治疗

(1)纠正代谢性酸中毒:碳酸氢钠 2～4 g,3 次/天,口服;对不能耐受大剂量碳酸氢钠的患者,氢氯噻嗪 25 mg,3 次/天,口服。一般酸中毒纠正后应减量,氢氯噻嗪 50 mg/d,口服。

(2)纠正电解质紊乱:对有低血钾者,应予 10% 枸橼酸钾 10 mL,3 次/天,口服;严重低钾时(血钾＜2.5 mmol/L),则用 10% 氯化钾 15 mL 加入 10% 葡萄糖注射液 500 mL 中静脉滴注,应注意监测血钾或心电监护,以防止高血钾。若血磷低,可用磷酸盐合剂 20 mL,3 次/天,口服,长期服用磷盐治疗者,应注意监测血清磷水平,并维持在 1～1.3 mmol/L。

三、混合肾小管性酸中毒(Ⅲ型)

此型患者远端和近端 RTA 表现均存在,尿中可滴酸及 NH_4^+ 减少,伴 HCO_3^- 增多,临床症状常较重,治疗与前两者相同。可视为Ⅱ型的一个亚型。

四、高血钾型肾小管性酸中毒(Ⅳ型)

(一)概述

此型 RTA 较少见,又称Ⅳ型 RTA。

病因及发病机制:本病发病机制尚未完全清楚。醛固酮分泌减少(部分患者可能与肾实质病变致肾素合成障碍有关)或远端肾小管对醛固酮反应减弱,可能起重要致病作用,为此肾小管 Na^+ 重吸收及 H^+、K^+ 排泌受损,而导致酸中毒及高血钾症。

本型 RTA 虽可见于先天遗传性肾小管功能缺陷,但是主要由后天获得性疾病导致,包括肾上腺皮质疾病和/或肾小管-间质疾病。

(二)临床表现

本型 RTA 多见于某些轻、中度肾功能不全的肾脏患者(以糖尿病肾病、梗阻性肾病及慢性间质性肾炎最常见)。临床上本病以 AG 正常的高血氯性代谢性酸中毒及高钾血症为主要特征,其酸中毒及高血钾严重度与肾功能不全严重度不成比例。由于远端肾小管泌 H^+ 障碍,故尿 NH_4^+ 减少,尿 pH>5.5。

(三)诊断要点

符合以下 3 点即可确诊本病。

(1)存在高血氯性代谢性酸中毒(AG 正常)。

(2)确诊有高钾血症。

(3)酸中毒、高血钾与肾功能不全程度不成比例。

(四)治疗

1.一般治疗

治疗上除病因治疗外,还应纠正酸中毒、降低高血钾,以及给予肾上腺盐皮质激素治疗。

2.药物治疗

(1)纠正酸中毒:有高氯性代谢性酸中毒者,可用碳酸氢钠 2.0 g,3 次/天,口服;或 5%碳酸氢钠125 mL,静脉滴注。

(2)糖皮质激素治疗:有低醛固酮血症者,氟氢可的松 0.1 mg,1 次/天,口服。

(3)纠正高血钾:有高血钾者,应限制钾摄入,并可用呋塞米(速尿)20 mg,3 次/天,口服;或聚苯乙聚磺苯乙烯 15~30 g,3 次/天,口服。血钾>5.5 mmol/L应紧急处理,可用 10%葡萄糖酸钙 20 mL 加入 10%葡萄糖注射液 20 mL 中,静脉缓慢推注,并用 5%碳酸氢钠 125 mL,静脉滴注,以及普通胰岛素 6 U 加入 50%葡萄糖注射液 50 mL 中静脉滴注;如经以上处理无效,血钾>6.5 mmol/L时,则应住院行血液透析治疗。

第二节　肾小管性佝偻病

佝偻病是一组以骨钙化不全为特征的疾病(儿童期发病称佝偻病,成人期称骨质软化症或软骨病)。近年来,随着对维生素 D 代谢的深入研究和对肾小管钙磷转运机制的了解,我们在佝偻病病因和发病机制方面取得了很大的进展。目前佝偻病主要分为两大类。①低钙型:始发因素为低钙,常与维生素 D 代谢失常有关,可伴继发性甲旁亢。②低磷型:常与肾小管磷转运障碍或缺磷有关。佝偻病分类见表 1-1。

表 1-1　佝偻病分类

		低钙性	低磷性	其他
肾性	肾小管	维生素 D 依赖症Ⅰ型	性连锁低磷性佝偻病	
		维生素 D 依赖症Ⅱ型	性连锁低磷性骨病	
			常染色体显性低磷性佝偻病	
			常染色体隐性低磷性佝偻病	
			肾小管性酸中毒	
			Fanconi 综合征	
	肾小球	肾性骨营养不良	肾移植	透析性骨病
肝性		肝脏病(肝 25-羟化酶缺乏)		
营养性(胃肠型)		摄入不足或吸收障碍	药物性(磷结合剂)影响、磷缺乏性	缺镁性、缺铜性
其他		(维生素 D 缺乏、缺钙)	外分泌性肿瘤伴发佝偻病	低磷酸酶血症

肾小管性佝偻病是因肾小管功能异常而导致以骨钙化不全为特征的一组疾病。本病大多数属遗传性佝偻病,常见类型有家族性抗维生素 D 性佝偻病、遗传性低血磷性骨病、维生素 D 依赖性佝偻病Ⅰ型及Ⅱ型等。

一、家族性抗维生素 D 性佝偻病

家族性抗维生素 D 性佝偻病是最常见的肾小管性佝偻病,主要特征为:低血磷伴尿磷增加,血中 $1,25-(OH)_2D_3$ 降低,血钙和血 PTH 正常。

（一）病因和发病机制

家族性抗维生素 D 性佝偻病是一种 X 连锁显性遗传病,致病基因定位于 X 染色体长臂,故男性患者不传给儿子,而女性患者可传给儿子或女儿。由于男性仅一个 X 染色体,肾小管功能障碍为完全性而病情较重,女性有两个染色体,功能障碍为不完全性而病情较轻。少数病例呈常染色体隐性遗传,也有散发病例报道。本病是由肾小管自身功能缺陷所致,由于近端肾小管上皮细胞刷状缘上的 II 型 Na^+/Pi 转运蛋白功能异常,导致小管对磷再吸收障碍,尿磷排出增加,血磷减少,继发骨病。

近年发现,患者骨钙化异常除上述因素引起之外,还与其自身成骨细胞功能缺陷有关。成骨细胞膜上有一种 II 型跨膜糖蛋白 PHEX,具有中性肽链内切酶的活性。$PHEX$ 基因位于人类染色体 X p22.1 p22.2 区,该基因突变引起 PHEX 内切酶活性改变,通过降解循环中某种物质,产生一种体液因子。这种体液因子随血液循环运行到肾脏,与刷状缘上的受体结合,激活小管上皮细胞内的蛋白激酶 C(PKC),使 Na^+/Pi 转运蛋白对磷转运降低,进而影响磷的再吸收。同时,PKC 激活,还使细胞内 1α-羟化酶活性降低,$1,25-(OH)_2D_3$ 合成减少,进一步加重磷和骨质代谢异常,诱发本病。目前,PHEX 作用底物及其相应受体是什么尚不清楚。由于在抗维生素 D 性佝偻病患者家族中发现多种 $PHEX$ 基因突变,所以何种突变属致病性热点突变尚未确定。

（二）临床表现与诊断

抗维生素 D 性佝偻病的主要临床特点和诊断依据如下。

(1)血磷很低,常为 0.32～0.78 mmol/L(10～24 mg/L);肾小管对磷回吸收降低致使尿磷大量丢失,尿磷增多,TmP/GFR 常低于 0.56 mmol/L。血钙磷乘积降低,常<30;血清碱性磷酸酶正常或稍高(决定于骨病的严重程度);血清 $1,25-(OH)_2D_3$ 正常或降低,血 PTH 正常或稍高。患者无糖尿及氨基酸尿等。

(2)发病早,出生不久即有低血磷,1 周岁开始会走路时出现骨病变。"O"形腿常为引起注意的最早症状,病轻者多被忽视,身高多正常,严重者常有骨痛、骨畸形和生长发育停滞。成人发病者表现为软骨病。骨骼病变仅在部分患者中出现,肌无力明显,无手足搐搦症。

(3)男性患者临床症状较女性重。

(4)维生素 D 疗效差或无效。如充分补充磷酸盐可以奏效,静脉注射钙剂可有一过性效果。

(三)治疗

1.补充磷酸盐

每天1～3 g元素磷,分次口服,每4～6小时1次,可使日夜间血磷维持在近正常值(1.29 mmol/L或40 mg/L),能使骨骼病变迅速愈合,促进生长。

常用中性磷酸盐合剂配方如下(1 mL供30 mg元素磷)。①Na_2HPO_4:130 g。②H_3PO_4:5.85 g;③H_2O:1 000 mL。每次5 mL,每天3～5次,逐渐增至每次15 mL,每天3～5次。

大量磷摄入可影响钙吸收而使血钙降低,甚至引起低钙性佝偻病和继发性甲旁亢,应同时合用维生素D,长期口服1,25-$(OH)_2D_3$(0.5～1 μg/d)对以上并发症有效。此外,大剂量磷摄入(每天>3 g)可引起腹泻、呕吐,应从小剂量开始,逐渐增加,可改善症状。

2.大剂量维生素D

1,25-$(OH)_2D_3$从0.5～0.75 μg/d开始,逐渐增加到2.0～3.0 μg/d;或维生素D 5万～20万U/d。维生素D能增加肾小管及肠道对磷的吸收,并从已矿化的骨质中动用磷和钙,提高血磷水平。单用维生素D需要很大剂量,不同于缺乏维生素D引起的软骨病,生理小剂量即生效,其有效剂量和中毒量很接近。必须警惕高血钙、高尿钙及肾钙化,因此治疗期间应随访血钙、尿钙,保持尿钙<4 mg/(kg·24 h)较为安全。

3.其他治疗

给予维生素C(降低尿pH)和加强肾小管对磷的再吸收。有学者认为,给予重组人类生长激素也可增加患者血磷水平,改善骨骼病变。

4.外科治疗

明显骨骼畸形可行矫正手术。为减少复发,手术时机不宜过早,于12岁以后手术为妥。术前、术后2周停服维生素D,以避免术后卧床骨钙大量释放而加重高血钙和肾损害。

二、其他几种肾小管性佝偻病

(一)遗传性低血磷性佝偻病

本病是一种罕见的常染色体隐性遗传病,最先发现于近亲结婚的Bedouin家族中。患者近端肾小管对磷重吸收减少,引起尿磷排泄增加,导致低磷血症。低血磷刺激1,25-$(OH)_2D_3$合成增加,促进肠道钙磷吸收,使血钙升高,反馈抑制PTH分泌,继发高尿钙。慢性低血磷及血PTH下降,使患者发生骨矿化障碍,并影响其生长发育。

主要临床表现为佝偻病,身材矮小。实验室检查示:肾磷清除率增加,血磷降低;高尿钙,血钙正常;血清 $1,25-(OH)_2D_3$ 升高,血 PTH 降低。

口服磷酸盐治疗可纠正上述生化异常,并能促进生长,改善佝偻病或骨软化症状。无须应用维生素 D。

(二)维生素 D 依赖性佝偻病 I 型

本病属常染色体隐性遗传病,是由于近端肾小管上皮细胞合成 1α-羟化酶功能障碍所致,病变基因定位于人类染色体 12q14 区。肾脏缺乏 1α-羟化酶,使肝脏来源的 $1,25-(OH)D_3$ 不能进一步被活化,引起 $1,25-(OH)_2D_3$ 合成减少,导致钙磷代谢紊乱,继发低血钙性佝偻病。

患儿出生时尚正常,但 2 个月后逐渐出现肌无力、手足搐搦、惊厥和佝偻病。血钙降低,血 PTH 升高,血中检测不到 $1,25-(OH)_2D_3$,血清 $25(OH)D_3$ 正常或轻度升高。

生理剂量的 $1,25-(OH)_2D_3(0.5\ \mu g/d)$ 或 $1-\alpha(OH)D_3(0.5\ \mu g/d)$ 可纠正钙磷代谢紊乱,使佝偻病明显改善。

(三)维生素 D 依赖性佝偻病 II 型

本病也是一种常染色体隐性遗传性低钙性佝偻病。由于编码维生素 D 受体的基因突变,使该受体蛋白缺乏配体结合域,导致肾小管对 $1,25-(OH)_2D_3$ 失敏,引起低血钙、低血磷,从而继发骨病。

患儿多在 1 岁以内发病,骨病严重时常有畸形和侏儒,半数患者有脱发。血钙低,血 $25(OH)D_3$ 正常(区别于肝性与营养不良性),血 $1,25-(OH)_2D_3$ 显著升高(区别于维生素 D 依赖性佝偻病 I 型)。即使应用大剂量 $1,25-(OH)_2D_3$ 或 $1-\alpha(OH)D_3$ 也常无效。

(四)成人散发性低血磷性软骨病

本病发生于青少年或成人,可由儿童患低磷血症未经很好治疗演变而来,仅是童年疾病的延续。但亦有成年发病者,往往无家族史,称非家族性成人型。严重骨痛,椎体压缩性骨折,使身长缩短,并有假性骨折线。

口服磷酸盐溶液和维生素 D 可改善肌无力、骨痛和 X 线软骨病表现。

(五)肿瘤引起的磷尿

间质性肿瘤,如硬化性血管瘤、巨细胞瘤、海绵腔血管瘤和骨化间叶瘤等,都是一些良性的软组织瘤。肿瘤产生一种排磷物质,促进肾磷廓清,发生磷尿,低血磷引起软骨病,血1,25-$(OH)_2D_3$水平降低。可伴有神经纤维瘤,多发性骨纤维生成不良。切除肿瘤即可痊愈,无须补充磷和维生素D。因此对低血磷性软骨病患者应进行全面检查,包括各种造影检查,寻找有无肿瘤。

第三节　肾性尿崩症

肾性尿崩症又称抗利尿激素不敏感综合征,特征是肾小球滤过率和溶质排泄正常,血浆升压素(AVP)水平正常甚至升高,外源性 AVP 治疗无效或疗效很差。肾性尿崩症的基本缺陷在于肾脏对 AVP 的敏感性下降。有些肾脏疾病既损伤肾脏对尿液的浓缩功能,又削弱稀释功能,肾脏持续排泄等渗尿,尿量亦可增多,这种状态不属于肾性尿崩症的范畴。不过,如合并有肾脏对 AVP 的敏感性下降,则应归入肾性尿崩症的范畴。

一、病因、分类与发病机制

(一)病因分类

肾性尿崩症可分为家族性和获得性两大类。家族性肾性尿崩症少见,按遗传方式分为 X-连锁隐性和常染色体隐性两种,前者较后者常见。获得性肾性尿崩症也称继发性肾性尿崩症,远较家族性肾性尿崩症多见,可由小管间质性肾病、电解质紊乱、药物和妊娠而引起。有些获得性肾性尿崩症无明显原因可查,称为特发性肾性尿崩症。

根据患者对 AVP 的反应可将家族性肾性尿崩症分为 I 及 II 两型:注射 AVP 后尿 cAMP 排泄不增加的为 I 型,增加的为 II 型。X-连锁隐性肾性尿崩症属 I 型,常染色体隐性肾性尿崩症属 II 型。

(二)发病机制

1.小管间质性肾病

获得性肾性尿崩症的发病机制:小管间质性肾病是引起获得性肾性尿崩症最常见的原因。小管间质性肾病包括一组疾病,这些疾病可损害肾小管,致使 V_2 受体水平降低和/或活性下降,于是 AVP 的作用减弱,从而产生尿崩症。

2.低钾和高钙

低钾和高钙亦可引起获得性肾性尿崩症。

(1)低钾引起肾性尿崩症的机制:①钾的缺乏可通过某种机制增加肾脏 PGE_2 的产生,而 PGE_2 可拮抗 AVP 对集合管的作用;②缺钾可刺激渴感中枢,引起口渴;③缺钾可使内髓间质的 NaCl 浓度降低,从而削弱内髓间质的高渗状态。

(2)高钙引起肾性尿崩症的机制:① Ca^{2+} 可抑制 AVP 对腺苷酸环化酶的激活作用,从而拮抗 AVP 对集合管的效应;②高钙可通过某种机制使内髓间质的溶质浓度降低,从而削弱内髓间质的高渗状态。

3.药物

某些药物亦可诱发肾性尿崩症。地美环素主要通过抑制 AVP 对腺苷酸环化酶的刺激作用而致病,它还可直接抑制蛋白激酶 A 的活性。地美环素诱发的肾性尿崩症是可逆的,停药后可恢复。甲氧氟烷在体内可代谢为草酸和氟化物,二者对肾脏皆有毒性作用,不过,肾性尿崩症系无机氟化物所致,与草酸无关。锂盐主要通过抑制集合管 cAMP 的产生而诱发肾性尿崩症,锂盐发挥这一效应的机制较为复杂。有资料显示,锂盐短期内主要通过抑制集合管刺激性 G 蛋白(Gs)的活性发挥作用,长期则通过激活抑制性 G 蛋白(Gi)的活性而发挥作用。此外,锂还可抑制水通道蛋白 2(AQP2)的表达,从而降低集合管对水的通透性。据报道,血清锂浓度在 $0.5\sim1.5$ mmol/L 时 $12\%\sim30\%$ 的患者出现肾性尿崩症。锂诱发的肾性尿崩症亦是可逆的,停药后于数月内恢复。

4.特殊的生理状态

某些特殊的生理状态可引起肾脏对 AVP 的敏感性下降。如极少数妊娠妇女肾脏对 AVP 的反应降低。此外,居住在高原的人对 AVP 的反应低于正常(这可能是一种适应性反应)。

二、病理生理

肾性尿崩症患者因集合管对 AVP 敏感性下降,远曲小管和集合管对水的通透性降低,致使大量游离水从终尿中排出,从而形成低渗性多尿。由于肾脏排泄游离水过多,故血浆渗透压升高,使 AVP 分泌增加,同时患者出现烦渴多饮。如患者能得到足量的饮水,其血浆渗透压一般不会显著升高甚至正常。但若因某种原因得不到足够的饮水,或因昏迷而不能饮水,则血浆渗透压可明显升高。如肾脏对 AVP 完全没有反应,则理论上流到集合管的尿液将完全被排出(实际上仍然有一部分水被吸收到内髓间质),每天尿量可多至 18 L。久病者可损害内髓高渗状态。

三、临床表现

肾性尿崩症的临床表现与中枢性尿崩症极为相似,烦渴、多饮、多尿为最主要的症状。家族性肾性尿崩症的症状较获得性肾性尿崩症为重,常有显著的低渗性多尿。患儿多于生后数月出现症状,重症者可出现生长障碍和智力低下。如饮水受限,患者可出现严重的高张综合征。对 AVP 抵抗是肾性尿崩症最突出的特征,机体对 AVP 的抵抗只限于 V_2 受体,V_1 受体介导的效应(如血管收缩、促进 ACTH 分泌)则不受影响。给患者输注 AVP,并不能提升尿液渗透压,但可引起腹部绞痛和皮肤苍白。同中枢性尿崩症一样,肾性尿崩症病程较久者也可出现泌尿道扩张,有些患者的膀胱容量可达 1 L。严重者可出现输尿管积水和肾盂积水。

根据症状的轻重,肾性尿崩症亦可分为完全性和部分性两种。完全性肾性尿崩症患者对 AVP 几乎无反应,症状严重。部分性肾性尿崩症患者对 AVP 尚有一定的反应。家族性肾性尿崩症男性患者一般表现为完全性肾性尿崩症,女性患者如发病多表现为部分性肾性尿崩症。继发性肾性尿崩症多表现为部分性,但也可为完全性。

同中枢性尿崩症一样,肾性尿崩症的夜尿也增多,严重者可因夜间频繁排尿而影响睡眠。不过,夜间症状通常较白天为轻。完全性肾性尿崩症患者症状的昼夜变化可不甚明显,部分性肾性尿崩症则较明显。患者夜间的饮水量和单位时间的尿量均低于白天,夜尿的渗透压和溶质排泄率则较昼尿为高。获得性肾性尿崩症者除上述症状外,还有原发肾脏疾病的表现。

四、实验室检查

(一)实验室检查

尿比重和渗透压降低为尿崩症最显著的实验室检查特点,患者的尿比重一般在1.001～1.005;尿渗透压一般在 50～200 mmol/L,低于血浆渗透压。尿钠、尿钾、尿钙浓度降低,但24 小时总量一般正常。血钠和血浆渗透压一般在正常高限或轻度升高,但如果患者饮水受限则血钠和血浆渗透压可显著升高。血肌酐和尿素氮一般正常,但伴有严重高张综合征者可因肾小球滤过率显著降低而致血肌酐和尿素氮升高。

血浆 AVP 测定对肾性尿崩症的诊断具有重要意义。正常人血浆 AVP 的基础值为1～5 ng/L,肾性尿崩症者显著升高,且完全性者较部分性者更高。

(二)诊断性试验

1.禁水试验

完全性肾性尿崩症患者因对 AVP 显著抵抗,故于禁水后尿液仍不能充分浓缩,尿量无明显减少,尿比重在 1.010 以内,尿渗透压和血浆渗透压之比仍小于 1。部分性肾性尿崩症患者对 AVP 仍有一定的反应,禁水后尿量减少、尿渗透压和尿比重升高,尿渗透压可超过血浆渗透压但低于 750 mmol/L(多在 400~500 mmol/L),尿比重低于 1.020。

2.禁水-AVP 试验

完全性肾性尿崩症患者在充分禁水后,注射 5 U AVP 并不能使尿渗透压和尿比重升高。部分性肾性尿崩症患者在充分禁水后,注射 5 U AVP 一般也不能使尿渗透压和尿比重进一步升高,但有些患者可有轻微的升高。

3.高渗盐水试验

正常人在滴注高渗盐水后,血浆 AVP 水平显著升高,肾脏对游离水的重吸收增加,尿量较滴注前减少 70% 以上,同时尿比重和尿渗透压升高。高渗盐水试验中,肾性尿崩症患者血浆 AVP 的反应基本正常,但因肾脏对 AVP 敏感性下降,故没有上述尿量骤减、尿比重和尿渗透压升高的反应。

五、诊断

对于排泄大量低渗尿液的患者应想到肾性尿崩症的可能,通过测定血浆 AVP 及禁水-AVP 试验可确立诊断。

遗传性肾性尿崩症已可进行基因诊断,以脐血提取的 DNA 为材料,可在生后 48 小时作出诊断,这样就可对患儿早期治疗,避免出现体格和智力障碍。

六、治疗

同中枢性尿崩症一样,只要有足够的水摄入,患者无生命危险。因此,对肾性尿崩症应给予足够的饮水,以避免体液渗透压过高及体液缩减。幼儿不能饮水,可由父母喂给水分,但量应适当。如果因某种原因摄入不足,造成高张综合征和休克,应给予相应的处理。遗传性肾性尿崩症目前尚无病因治疗,只能对症地减轻口渴、多尿症状,对继发性肾性尿崩症应查明病因并给予相应的治疗。药物所致者应停用引起尿崩症的药物,电解质紊乱所致者应尽快纠正电解质紊乱。

使用噻嗪类利尿药并减少钠的摄入可造成一定程度的容量不足和钠缺乏,近端肾小管的重吸收比例增加,到达远端肾小管的溶质量和液体量相应下降,终尿量遂减少。噻嗪类利尿药可使患者尿量减少一半,尿渗透压升高 1 倍以上。噻嗪类利尿药中以氢氯噻嗪(双氢克尿噻)最为常用,成人剂量为 50～150 mg/d,分2～3 次口服;小儿剂量为 2 mg/kg。在使用噻嗪类利尿药时,如果不减少钠的摄入量,则效果甚微。螺内酯(安体舒通)也有一定的作用,不过作用较弱,但它对锂盐诱导的肾性尿崩症则效果明显。完全性肾性尿崩症对 AVP 制剂无反应,部分性肾性尿崩症对 AVP 制剂有一定的反应。大剂量去氨加压素(如200～400 μg,每 8 小时鼻喷 1 次)可改善部分性肾性尿崩症患者的症状,但这种治疗花费太大。刺激 AVP 释放的药物如氯贝丁酯、氯磺丙脲对完全性肾性尿崩症无效,对部分性肾性尿崩症有微弱疗效。非甾体抗炎药可抑制肾前列腺素的合成,使到达远端肾小管的溶质量减少,从而降低尿量。最常使用的是吲哚美辛(消炎痛)。布洛芬(异丁苯丙酸)亦常使用,其疗效较吲哚美辛略差。舒林酸也是一种前列腺素合成抑制药,但它不能抑制肾脏前列腺素的合成,故对肾性尿崩症无效。

单一药物不能完全控制肾性尿崩症的症状,近年主张联合用药。常见的联合用药方案:噻嗪类利尿药加螺内酯、噻嗪类利尿药加前列腺素合成抑制药、前列腺素合成抑制药加去氨加压素等。联合用药不仅可增强疗效,还可避免某些不良反应,如联合应用噻嗪类利尿药和螺内酯可避免噻嗪类利尿药的低血钾不良反应。

第四节　特发性高钙尿症

1953 年,Albright 首先报道了一组原因不明的肾结石伴血钙正常而尿钙排泄增加的一种疾病,被命名为特发性高钙尿症(idiopathic hypercalciuria,IH)。

一、病因和发病机制

本病是一种 X 连锁隐性遗传病伴原发性 Fanconi 综合征,主要由编码氯离子通道的 CLCN5 基因突变引起。CLCN5 基因位于人类染色体 Xp11,22 区,编码肾小管上皮细胞膜的氯离子通道蛋白 CLC-5。CLC-5 与细胞重吸收小分子量蛋白质形成内吞囊泡有关。CLCN5 基因突变,使氯离子通道CLC-5结构异常,Cl^- 跨囊泡膜内流受阻,囊泡酸化障碍,影响蛋白质重吸收,出现小分子量蛋白尿。同时,囊泡不能酸化也影响细胞膜表面受体再循环,进而引起多种物质转运异常。本病患者高尿钙产生的原因可能是以下几个方面。

(1)空肠转运吸收钙增加,抑制甲状旁腺分泌功能,使肾小球超滤负荷增加,而肾小管重吸收钙减少,引起尿钙增多。吸收增加的钙由尿中排出,所以血钙不升高。此外,肠道钙吸收增加尚可见于乳类食品和钙摄入过多,以及维生素D过多等。

(2)由肾小管重吸收钙缺陷引起。管腔膜上参与钙离子转运的蛋白通道再循环障碍或肾小管对某种调节蛋白重吸收减少,使原尿中钙重吸收降低,引起尿钙增加,血钙减少。血钙降低刺激甲状旁腺分泌 PTH 增加,同时维生素D活性产物合成增多,均可使血钙保持正常水平。

肾小管对磷重吸收减少,肾性失磷引起继发性低血磷,反馈作用使血 1,25-$(OH)_2D_3$ 增加,使空肠对钙吸收增加,可滤过钙增多,进一步加重了尿钙排泄。

肾小管钙重吸收减少和肠道钙再吸收增加导致高尿钙发生机制如图 1-1 所示。

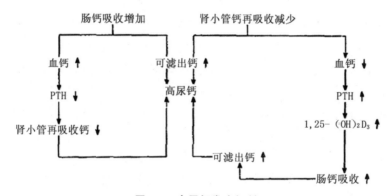

图 1-1　高尿钙发生机制

二、临床表现

目前认为,Dent 病、特发性高钙尿症、X 连锁隐性遗传性低血磷性佝偻病和 X 连锁隐性肾钙化都是疾病的不同表现形式,即 X 连锁原发性 Fanconi 综合征。本病多见于中年女性,男性患者病情重,女性患者较轻。发病年龄为 35~60 岁,轻者可无症状。约 50% 的患者发生肾结石、血尿,甚至肾绞痛。平日尿中可见大量钙结晶,尿蛋白电泳示不同程度的低分子量蛋白尿。晚期可有烦渴、多饮、多尿、肾钙化及进行性肾衰竭。由于长期负钙平衡及继发性甲旁亢,可发生关节痛、骨质疏松、骨折、畸形和佝偻病等。

三、诊断

尿钙高而血钙正常是本病诊断的重要依据。凡原因不明的钙结石、骨质疏松或软骨病患者均应排除本病。

(1)尿 Ca^{2+}/Cr 比值≥0.18(正常<0.12)。

(2)24 小时尿钙定量>0.1 mmol/kg 或女性≥250 mg、男性≥300 mg(正常<4 mg/kg)。

(3)尿中出现低分子量蛋白质如清蛋白、β_2 微球蛋白和 α_1 微球蛋白等。24 小时尿蛋白定量在0.5~2.0 g(儿童患者≤1 g/d)。

(4)低钙饮食试验:限制钙摄入量 300 mg/d,3 天后 24 小时尿钙定量仍高于正常者为阳性。

(5)钙耐量试验:低钙低磷饮食 3 天后,第 4 天静脉滴注钙剂 15 mg/kg,置于 1 000 mL 生理盐水中,5 小时内滴完。滴完后开始留 24 小时尿,3 小时后取血,查血、尿钙和磷浓度。如果尿钙排出量减去基础尿钙后,仍超过滴入钙量 50%者,给钙后 4~12 小时尿磷排出量较 0~4 小时降低 20%,则为阳性。

四、鉴别诊断

(一)伴血钙升高

维生素 D 中毒、钙制剂治疗、甲状旁腺功能亢进、婴儿特发性高钙血症(Williams综合征)、结节病、恶性肿瘤如骨髓瘤等应与本病鉴别。

(二)伴血钙正常

其他原因所致 Fanconi 综合征、抗 ADH 综合征、肾小管性酸中毒和髓质海绵肾等应与本病鉴别。

五、治疗

(一)低钙饮食

每天钙摄入量应<400 mg,多饮水以稀释尿液,减少结石发生。

(二)磷酸纤维素钠

磷酸纤维素钠能与肠内钙结合,减少钙吸收,对肠道吸收钙增加而引起的高尿钙更有效。用量:每次 5 g,每天 3 次。

(三)噻嗪类利尿药

氢氯噻嗪从小剂量开始,25~75 mg/d。该药可能与肾小管上皮细胞钙钠转运存在相互竞争和制约关系,同时可激活 Ca^{2+}-ATP 酶,增加钾离子重吸收,使尿钙排泄减少。用药期间应监测 24 小时尿钙排量,注意药物不良反应。

（四）前列腺素抑制剂

吲哚美辛和舒林酸等。这类药物通过减少 PG 合成，减低 $1,25\text{-}(OH)_2D_3$ 活性，使尿钙排出减少。

（五）二磷酸盐

羟乙膦酸钠和阿仑膦酸钠等可减少肠道中钙吸收。

第二章

肾间质疾病

第一节　急性间质性肾炎

间质性肾炎指肾脏间质有炎症细胞浸润和水肿或纤维化,因常伴有不同程度的肾小管损伤,故又有肾小管-间质性肾炎之称。急性间质性肾炎(acute interstitial nephritis,AIN)原指各种感染引起的肾脏的形态学特征,现指各种原因引起的一种临床病理综合征,特征是临床急性起病,肾功能急剧恶化,在 GFR 下降同时常有肾小管功能不全;病理以肾间质炎性细胞浸润、水肿伴有小管上皮细胞退行性变、坏死为病理特征。AIN 是急性肾衰竭的重要原因之一,占急性肾衰竭的 10%～15%。

一、病因

(一)感染

甲组链球菌、金黄色葡萄球菌、白喉杆菌、布氏杆菌、钩端螺旋体菌、军团菌、弓形体、EB 病毒及肺炎支原体、大肠埃希菌、流行性出血热病毒、麻疹病毒等,都可引起急性间质性肾炎。

感染引起间质性肾炎的机制尚不完全清楚,其中有些病原体可直接侵入肾脏,参与间质炎症反应的细胞由产生抗侵入病原体抗体的细胞和参与吞噬有关的细胞组成。侵入肾脏的细菌释放内毒素或外毒素,直接损伤组织,通常为微生物直接侵袭肾脏并在肾脏内繁殖所引起的肾间质化脓性炎症,即肾盂肾炎等。

由系统感染(多为肾外感染)引起的变态反应所致的急性间质性肾炎,其病原体包括细菌、病毒、螺旋体、支原体、原虫及蠕虫等。如由汉坦病毒引起的肾出血热综合征、由黄疸出血型钩端螺旋体引起的钩端螺旋体病等。

(二)药物

药物变态反应引起的急性间质性肾炎是目前临床上最常见的类型。与急性间质性肾炎强相关的药物有甲氧西林、青霉素类、头孢菌素Ⅰ、非甾体抗炎药和西咪替丁;可能相关的药物有羧苄西林、头孢菌素类、苯唑西林、磺胺类、利福平、噻嗪类、呋塞米、白细胞介素、苯茚二酮;弱相关的药物有:苯妥英钠、四环素、丙磺舒、卡托普利、别嘌醇、红霉素、氯霉素和氯贝丁酯。其中由抗生素引起的急性间质性肾炎占大多数。

药物性急性间质性肾炎一般是由变态反应引起的,与直接毒性作用关系不大,因急性间质性肾炎仅在用药的少数患者中发生,与用药剂量无关,肾脏损伤常伴有过敏的全身表现(发热、皮疹、嗜酸性粒细胞计数增多、关节痛),再次接触同一药物或同类药物时仍可再发生反应,循环中有某些致病药物的抗体,同时有一些体液或细胞免疫介导反应的证据。

(三)代谢性原因

严重的代谢失调,如高血钙、高尿酸血症和低血钾等可导致急性间质性肾炎。

(四)其他原因

其他原因有继发于肾小球肾炎、继发于系统性红斑狼疮(SLE)、继发于肾移植、代谢性原因、特发性急性间质性肾炎等。在各种免疫复合物型疾病中,SLE最常见在肾小管基膜和肾小管周围毛细血管壁有免疫复合物沉积(50%)。60%的患者有单核细胞引起的局灶性或弥漫性间质浸润,伴或不伴中性粒细胞和浆细胞,肾小管有不同程度的损伤。弥漫增生性较膜性或局灶增生性狼疮肾炎常见肾小球外免疫沉积物,肾小管间质性肾炎也较为常见。人们早已注意到肾小球肾炎可伴有间质炎症反应,但只是在近些年才重视其机制的研究。继发于肾移植,肾小球外免疫球蛋白的沉积只是促发间质反应诸因素之一。沿肾小管基膜线状和颗粒状沉积物均有报告,多数都能洗脱出抗-TBM抗体。

(五)特发性急性间质性肾炎

另有一些患者找不到任何致病因素称为特发性AIN,这类患者唯一共有的特征是可逆的急性肾衰竭、肾间质水肿和单核细胞浸润。

二、发病机制

感染的病毒、细菌及其毒素可直接侵袭肾脏引起间质损伤,一些药物、毒物、物理因素及代谢紊乱亦可直接导致 AIN。但是产生 AIN 的主要原因是免疫反应,包括抗原特异性和非抗原特异性所致的肾间质损伤。研究证实,由细胞介导的免疫反应途径在 AIN 的发病中起了重要作用。运用单抗免疫组化进行研究,发现肾间质中参与炎症反应的浸润细胞大多为 T 细胞,以 CD4 细胞占多数;但在由非甾体抗炎药(NSAIDs)、西咪替丁、抗生素类药物引起的病例中,则以 CD8 细胞略占多数。

经典抗原介导的免疫性间质性肾炎是抗肾小管基膜抗体性间质性肾炎,循环血中可测得抗原特异性 IgG。肾小管基膜上可见 IgG 呈线性沉淀,或颗粒状沉积于某些 SLE 和干燥综合征患者的肾小管基膜上,这种表现在其他 AIN 病例中极为罕见。间质内浸润细胞发病初多为中性粒细胞,2 周后转为单核细胞。

三、临床表现

(一)全身过敏表现

常见药疹、药物热及处周血嗜酸性粒细胞增多,有时还可见关节痛及淋巴结肿大。但是由非甾体抗炎药引起者常无全身过敏表现。过敏症状可先于肾衰竭 1 周前发生,也可同时发生。大多数患者(60%~100%)有发热,30%~40%的患者有红斑或斑丘疹样皮损、瘙痒,但关节痛无特异性,较其他症状少见。偶有腰痛,可能与肾被膜紧张有关。1/3 的患者有肉眼血尿。

(二)急性感染的症状

感染引起的急性间质性肾炎主要见于严重感染和有脓毒血症的患者,症状有发热、恶寒、腰痛、虚弱等,血中多形核白细胞计数增高。急性肾盂肾炎为其典型的表现。

(三)尿化验异常

患者常出现无菌性白细胞尿、血尿及蛋白尿。蛋白尿多呈轻度,但当非甾体抗炎药引起肾小球微小病变型肾病时却常见大量蛋白尿,并可由此引起肾病综合征。

感染性急性间质性肾炎患者尿中以多形核白细胞为主,可见白细胞管型,并有少量红细胞和尿蛋白。过敏性急性间质性肾炎患者 80%以上有血尿、蛋白尿和脓尿,90%有镜下血尿,发现嗜酸性粒细胞尿强烈提示药物过敏引起的急性间质性肾炎。

蛋白尿一般是肾小管性的,很少达肾病综合征的程度,多在 1.2 g/d 以下,但非甾体抗炎药引起的急性间质性肾炎,尿蛋白可达肾病范围,嗜酸性粒细胞尿不如其他常见。

依据临床和无红细胞管型除外急性肾小球肾炎和血管炎后,尿中嗜酸性粒细胞有助于急性肾小管坏死与过敏性间质性肾炎的鉴别,但无嗜酸性粒细胞不具鉴别价值,这是因为许多急性间质性肾炎患者无嗜酸性粒细胞尿,并且嗜酸性粒细胞尿随时间而异。特发性急性间质性肾炎患者尿中嗜酸性粒细胞不增加,伴有眼葡萄膜炎的患者有嗜酸性细胞尿。

(四)肾功能损害

1.肾小管功能不全

间质损伤的基本表现即肾小管功能不全。由于肾小管各段的功能不同,肾小管功能不全的类型与损伤部位有关,而损伤的程度决定功能不全的严重性。皮质部位的肾小管间质损伤主要影响近端肾小管或远端小管,髓质部位的损伤影响髓襻和集合管,从而决定了各自的表现。影响近端肾小管的病变导致HCO_3^-尿(Ⅱ型 RTA)、肾性糖尿、氨基酸尿、磷酸盐尿和尿酸尿。肾功能不全患者若见血磷和尿酸盐水平降低应怀疑有肾小管间质疾病。远端小管受损出现Ⅰ型RTA、高血K^+和失盐。影响髓质和乳头的病变累及髓襻、集合管和产生及维持髓质高渗所必需的其他髓质结构,导致肾性尿崩症、多尿和夜尿。但临床上所见肾小管受影响并非单一的,在同一病例可见多种功能异常。

2.急性肾衰竭

患者表现为急性肾衰竭伴或不伴少尿,并常因肾小管功能损害出现肾性糖尿、低比重及低渗尿。急性间质性肾炎引起的肾功能损害包括从单纯的肾小管功能不全到急性肾衰竭。据报道,本病引起的急性肾衰竭占急性肾衰竭总数的13%。急性肾衰竭时可见少尿或无尿,如初始的症状和体征未察觉而继续用致病性药物时常见少尿。

(五)继发性急性间质性肾炎的表现

患者表现以原发病为主,继发性急性间质性肾炎的表现无特异性。原发病伴有间质病变时肾功能损害多加重。但 SLE 和肾移植患者在肾小球病变不明显时,突出的间质病变即可导致急性肾衰竭。这在 SLE 患者常发生在有肾外和血清学各种表现的患者,尽管肾功能恶化,尿液分析却无多少异常。急性尿酸性肾病表现为少尿、结晶尿和血尿。

(六)特发性急性间质性肾炎的表现

这是指少数经肾组织活检证实为 AIN 却无任何诸如药物、感染及全身疾病等致病因素,除急性肾衰竭外其他临床表现无特异性,无发热和皮疹,伴眼葡萄膜炎的特发性急性间质性肾炎。患者常伴有非少尿型急性肾衰竭,可见于各年龄组男女患者,以中年女性多见。皮疹、嗜酸性粒细胞增多等全身变态反应少见,大多有高γ球蛋白血症,血沉增快,近端肾小管重吸收钠的能力降低,并出现糖尿、氨基酸尿、中等量的蛋白尿。少数患者免疫荧光检查可见肾小管基膜有颗粒样沉积。多数预后较好,有的自然缓解,对皮质激素疗法有的有效,有的无效。眼葡萄膜炎易复发。

(七)肾活检

组织学表现无特异性,对病因学无提示作用,化脓性感染引起的大量嗜中性粒细胞例外。最常见的表现是间质水肿引起的肾小管分离。间质的炎症细胞主要是淋巴细胞、浆细胞或巨噬细胞,各自的比例随类型而异。有些病例见嗜酸性粒细胞,尤其是药物变态反应引起的间质性肾炎。炎细胞灶是局灶性的,但有时可呈弥漫性实质损害。药物引起的变态反应偶可见巨细胞。肾小管有各种变化,在一些病例因间质肿胀而移位。在另一些病例,肾小管萎缩,或其数目明显减少。肾小管常有扩张,内排列低级的上皮细胞,这种情况当有急性肾衰竭时特别常见。有时可见小的坏死区域,常由炎症细胞引起。肾小管管型的数目不一。动脉和小动脉常不受影响,但在老年病例和高血压病病例,小动脉可见某种程度的内膜增厚。在伴有急性肾衰竭的病例,于直小血管可见有核细胞。在大多数病例肾小球无异常,但在肾衰竭的患者肾小球囊内排列的细胞具有肾小管细胞的特征。电镜和免疫荧光显微镜检查可见线型或颗粒型免疫沉积物,成分有IgG、IgM、C_3 和自身抗原等。

四、诊断及鉴别诊断

(一)诊断

根据病史和体格检查,结合临床表现和实验室检查,便可做出诊断。感染引起的急性间质性肾炎发生在严重的肾脏或全身性感染患者;有的在用抗生素期间出现急性间质性炎症,倾向于是药物引起的,但不能排除感染引起的病变。药物引起的急性间质性肾炎发生在开始用药后的3～30天内,有变态反应的全身表现及肾脏方面的表现。继发性的急性间质性肾炎表现以原发病为主,兼有肾小管受损的表现,或伴有肾小管间质损伤后病情恶化加速,偶见以肾小管间质病变为主导致肾衰竭者。常先有肾小球疾病的临床表现如蛋白尿、水肿、高血压等,在若干时间之后,突然出现小管-间质受损的症状,如多尿、夜尿、低渗尿等。

急性间质性肾炎的典型病例常有：①近期用药史；②全身过敏表现；③尿化验异常；④肾小管及肾小球功能损害。一般认为若有上述表现的前两条，再加上后两条中任何一条，临床急性间质性肾炎即可诊断成立。但非典型病例常无第二条，必须依靠肾穿刺病理检查确诊。

(二)鉴别诊断

有急性肾衰竭、血尿和蛋白尿的急性间质性肾炎，需与急性肾小球肾炎及急性肾小管坏死相鉴别。

1.与急性肾小球肾炎鉴别

急性肾小球肾炎患者在用抗生素的当时或用药后的很短时间内即可发生严重的肾衰竭，常见红细胞管型和低补体血症；而在急性间质性肾炎患者，疾病发生在开始治疗后的较长时间，补体正常，嗜酸性粒细胞增多，可见嗜酸性粒细胞尿，无红细胞管型。

2.与急性肾小管坏死鉴别

急性肾小管坏死患者尿中可见游离的肾小管上皮细胞、灰褐色的颗粒管型和上皮细胞管型；有些药物既能引起急性间质性肾炎，也能引起其他肾脏病，如非甾体抗炎药可使原有的肾脏病加剧，利福平可导致急性肾小管坏死等，一般可借助于尿液分析进行鉴别诊断。

五、治疗

(1)感染所致的急性间质性肾炎应进行抗感染治疗，参照尿路感染治疗。

(2)药物所致的急性间质性肾炎首先停用致敏药物。去除变态原后，多数轻症急性间质性肾炎即可逐渐自行缓解。但有的病例肾功能恢复不完全，功能恢复的程度和速度与肾脏病变的严重性有关。无氮质血症的病例，尿沉渣在几天内可转为正常；肾功能不全的病例则可能需要 2～4 个月的恢复时间。

(3)免疫抑制治疗：重症病例宜服用糖皮质激素如泼尼松每天 30～40 mg，病情好转后逐渐减量，共服用 2～3 个月，能够加快疾病缓解。激素的使用指征为：①停用药物后肾功能恢复延迟；②肾间质弥漫细胞浸润或肉芽肿形成；③肾功能急剧恶化；④严重肾衰竭透析治疗。为冲击疗法或口服，很少需并用细胞毒药物。

(4)继发性急性间质性肾炎的治疗：积极治疗原发病，如 SLE、干燥综合征等。

(5)特发性急性间质性肾炎的治疗：主要是用皮质激素，有的无效。部分病例能自然缓解。

(6)急性肾衰竭的治疗可用支持疗法,表现为急性肾衰竭的病例应及时进行透析治疗。

六、预后与转归

急性间质性肾炎的预后较好,大多数为可逆性,少数患者可遗留肾损害,并发展为终末期肾衰竭。其预后主要与疾病的严重程度、肾功能状况、肾间质浸润的程度、急性肾衰竭的持续时间和年龄等有关。

第二节 慢性间质性肾炎

一、概述

慢性间质性肾炎(CIN)又称为慢性肾小管间质肾病(CTIN),是一组由多种病因引起的慢性肾小管间质性疾病。临床以肾小管功能障碍为主,表现为尿浓缩功能异常、肾小管性酸中毒 Fanconi 综合征、低钾血症等,罕见水肿、大量蛋白尿和高血压。伴随有进展性慢性肾衰竭。

病理表现以肾间质纤维化、单个核细胞浸润和肾小管萎缩为主要特征,早期可无肾小球及血管受累,晚期存在不同程度肾小球硬化、小血管壁增厚或管腔闭塞。

多种原发或继发性肾小球疾病都可以伴有慢性肾小管间质病变,即继发性间质性肾炎。

多种病因均可引起本病,常见病因与急性肾小管间质性肾炎类似。①药物所致:如镇痛剂肾病、马兜铃酸肾病、钙调素抑制剂相关肾病、锂相关肾病等。②代谢异常相关 CIN:如慢性尿酸肾病、低钾性肾病、高钙性肾病等。③免疫相关的 CIN:如干燥综合征、SLE、结节病等合并的 CIN。④特发性:如肾小管间质性肾炎-眼色素膜炎综合征(TINU 综合征)。

二、入院评估

(一)病史询问要点

1.临床症状
CIN 起病隐匿,临床症状缺乏特异性。

（1）小管功能受损的表现：有时在疾病早期可以出现，多表现为多饮、多尿、烦渴、夜尿增多。存在此类症状时应注意区分失眠、精神性、糖尿病等引起的多尿或夜尿增多。

（2）慢性肾衰竭的相关临床症状：多在疾病的晚期出现。

（3）不同病因引起 CIN 时各自的特异性表现，此类症状多依靠系统回顾来获得。如长期疼痛症状、存在脏器移植病史或自身免疫性疾病，高尿酸血症常见的痛风结节或结石病临床表现、低钾血症导致的肌无力、高钙血症导致的神经肌肉异常（记忆力减退、抑郁、精神错乱、肌无力等）、消化系统症状（恶心、呕吐、腹痛、便秘等），干燥综合征引起的眼干、口干等症状；或其他系统性疾病导致的相关症状。

2.相关病史

（1）用药史：①止痛剂，长期滥用止痛剂或咖啡因、可待因的病史。②含有马兜铃酸成分的中药。如广防己，关木通、青木香、天仙藤、寻骨风等。③钙调素抑制剂，如环孢素和他克莫司。④锂制剂，通常用于治疗精神抑郁躁狂疾病。⑤其他毒物接触史，如斑蝥素、鱼胆等生物毒素接触史；铜、铅、镉、汞等重金属接触史。

（2）既往疾病史：如风湿性关节炎、干燥综合征、SLE、结节病等系统性疾病史；痛风、低钾血症病史；恶性肿瘤病史；神经精神疾病病史；脏器移植病史等。

（二）体格检查

CIN 本身在疾病早期没有特异性体征，晚期可以见到慢性肾功能不全的相关体征。有时可以见到合并疾病的相关体征。

（三）实验室检查

1.肾小管功能障碍表现

间质性肾炎都有不同程度的肾小管功能障碍，具体表现因肾小管受累部位不同而各异。近端肾小管受损可以出现肾性尿糖、氨基酸尿、低尿酸血症、低磷血症、近端肾小管性酸中毒或 Fanconi 综合征。髓襻损伤可导致多尿和夜尿增多。远端小管功能障碍可以出现低钾血症、远端肾小管性酸中毒。集合管功能障碍可能引起多尿或肾性尿崩症。

尿检显示低比重尿、低渗尿。尿中 β-微球蛋白、维生素结合蛋白（RBP）、N-乙酰-β-D 氨基酸葡萄糖苷酶（NAG）和溶菌酶水平升高。

2.慢性肾衰竭

在疾病晚期可以出现慢性肾功能不全相关的实验室检查异常。

3.尿液检查

(1)蛋白尿:多为少量蛋白尿,定量常<1 g/d。

(2)白细胞尿:可表现为无菌性白细胞尿或无菌性脓尿。

(3)血尿:少见,多为镜下血尿。

4.其他实验室检查

(1)贫血:促红细胞生成素(EPO)是由肾皮质间质细胞分泌的一种激素。CIN时EPO生成减少明显,可以引起贫血,其贫血程度往往重于肾功能损害程度。

(2)血尿酸:高尿酸肾病时可以存在高尿酸血症,其他原因导致的CIN可以出现低尿酸血症。

(3)血钾:慢性肾功能不全可以出现高钾血症,但CIN往往因为存在远端肾小管功能障碍而导致低钾血症,而低钾性肾病更是有存在长期低钾血症的情况。

(4)血钙、血磷:慢性肾功能不全通常表现为低钙高磷,如果出现高钙血症应警惕高钙性肾病的可能。而低磷血症在除外营养不良后往往提示存在近端肾小管功能受损。

(5)酸中毒:除慢性肾功能不全可能导致代谢性酸中毒外,因为往往存在肾小管性酸中毒,所以此类患者通常存在较为严重的代谢性酸中毒。

(四)影像学检查

CIN时双肾往往显著萎缩,表面凹凸不平,尤其是马兜铃酸肾病时,肾萎缩非常明显,有时与肾衰竭程度不符。

X线或CT检查发现肾乳头钙化、肾皱缩、肾凹凸不平对止痛剂肾病的诊断大有帮助。

(五)病理检查

CIN的病理改变以肾间质纤维化,伴单个核细胞浸润、肾小管萎缩、管腔扩张、上皮细胞扁平和小管基膜增厚为特征。免疫荧光检查多为阴性。电镜检查对CIN的意义不大。

三、诊断及鉴别诊断

在临床上当患者存在长期肾小管功能障碍表现伴有慢性肾功能不全,同时尿常规检查多为阴性或轻微异常,伴双肾明显萎缩和与肾衰竭程度不符的重度贫血,再结合详细的病史采集,CIN的诊断多可建立。也应注意对可能病因的寻找和分析,以及对各种并发症的诊断。

四、治疗

治疗的关键是早期诊断。CIN 治疗原则包括：①去除病因，停用相关药物、清除感染灶、解除梗阻等。②对症支持治疗，EPO 治疗、纠正水、电解质、酸碱失衡。③促进肾小管再生，冬虫夏草制剂等。④免疫抑制剂，只用于自身免疫性疾病、药物变态反应等免疫因素介导的 CIN。⑤抑制间质纤维化，积极控制血压，使用钙通道阻滞剂、ACEI 或 ARB 类药物，低蛋白饮食等。出现慢性肾功能不全时还应针对慢性肾衰竭及其并发症进行治疗。

针对不同原因导致的 CIN 还有相应不同的特殊治疗，如高尿酸时积极降尿酸治疗。

第三节　反流性肾病

反流性肾病（RN）是由膀胱-输尿管反流（VUR）和肾内反流引起的肾实质性疾病，为我国较为常见的肾病之一，发病率为 $0.1\%\sim10\%$，占终末期肾衰竭的 12%。好发于婴幼儿及儿童，学龄儿童中发病率约为 0.3%；在成人中女性平均发病年龄为 30 岁，男性平均发病年龄为 27 岁，女性多于男性。男女之比为 $1:4$。

本病起病隐匿，多随尿路感染反复发作而逐渐加重，临床早期多无自觉症状，或仅以反复发作的尿频、重复排尿、排尿困难、遗尿、腰痛为特征，中晚期则以多尿、夜尿、乏力、腰痛，甚至贫血、恶心呕吐、头晕等为主要表现。

病因与输尿管进入膀胱通道的角度变化、输尿管末端的瓣膜样作用是否健全，输尿管畸形、输尿管囊肿、输尿管遗传性先天异常、神经源性膀胱、妊娠、肾血管病变、免疫损伤、膀胱电灼治疗，以及外科输尿管结石摘除术等有关。膀胱-输尿管反流机制是指膀胱壁内输尿管斜行段单向性瓣膜作用减弱，原发性者多见于儿童，并有家族性遗传性倾向。其引起肾内反流（IRR）的部位即为以后瘢痕形成的部位。

发病机制可能与尿路感染、尿动力学改变、免疫因素、肾间质血管改变有关。病理变化可见患肾缩小、肾盂肾盏扩张、皮质变薄、肾两极表面可有局灶性瘢痕。光镜下可见肾小管萎缩、肾间质纤维化、有淋巴细胞浸润；晚期可见肾小球局灶性硬化；免疫荧光可见部分肾小球内有 IgM、IgG、C_3 沉积；电镜可见内皮下电子致密物。

一、主要临床表现

(一)尿路感染

尿路感染为本病最常见的临床表现。

(二)蛋白尿

蛋白尿可为反流性肾病的首发症状，但一般是在严重瘢痕形成数年后才出现，蛋白尿的出现提示已有肾小球病变，为预后不良的指征。

(三)妊娠高血压疾病

妊娠高血压疾病可为反流性肾病的首发症状。约有 4% 严重妊娠高血压疾病的患者发生反流性肾病。

(四)夜尿、多尿

夜尿、多尿为肾浓缩功能异常表现。

(五)慢性肾衰竭表现

慢性肾衰竭表现可有贫血、高血压、氮质血症等。一般肾衰竭的发病年龄在35 岁以下。单侧性反流性肾病的肾衰竭，是由于并发了双侧肾的肾小球病变。

本病其他症状还可有遗尿史、肾结石、镜下或肉眼血尿等，小儿常在 4 岁以下发病，常以反复发作的尿路感染就诊。

二、主要诊断

(一)诊断要点

(1)反复发作的尿路感染。

(2)排尿性膀胱造影见有膀胱-输尿管反流(成人有时不存在)。

(3)造影肾盂肾盏扩张变形。

(4)肾体积缩小，皮质变薄。

(5)有 CIN 的特点。

(二)膀胱-输尿管反流临床分期(按国际反流研究委员会提议的分级标准)

1. I 级

尿液反流只达到输尿管的下 1/3 段。

2.Ⅱ级

尿液反流到输尿管、肾盂及肾盏,但无扩张,肾盂穹隆正常。

3.Ⅲ级

输尿管轻度或中度扩张和/或扭曲,肾盂中度扩张,但无或仅有轻度肾盂变钝。

4.Ⅳ级

输尿管中度扩张,肾盂锐角完全消失,但大部分肾盏保持乳头压痕。

5.Ⅴ级

输尿管严重扩张和扭曲,肾盂肾盏严重扩张,大部分肾盏不能看见乳头压痕。

三、鉴别诊断

应与以下疾病相鉴别。

(一)泌尿系统感染

临床多有尿频、尿急、尿痛等尿路刺激症状。如为肾盂肾炎,尿常规除有红细胞、白细胞、脓细胞外,可有尿蛋白,但肾盂造影无尿液反流,无肾盂积水,也无肾功能减退及肾脏瘢痕形成等症状与体征。

(二)梗阻性肾病

严重的梗阻性肾病难以与反流性肾病所致病变相区别,但 B 超、放射线、CT 等检查可发现梗阻性肾病的梗阻病灶,及时摘除肿瘤、去除结石等梗阻原因后,泌尿系统形态可恢复正常。

(三)慢性肾小球肾炎

慢性肾小球肾炎以病程迁延、蛋白尿,或伴有水肿、高血压、肾功能不全等为特征,放射核素检查无膀胱-输尿管反流、输尿管及肾盂肾盏扩张、肾盂无瘢痕形成等形态学改变。

四、治疗

(一)治疗原则

反流性肾病的治疗主要是针对膀胱-输尿管反流的治疗、感染的治疗和后期肾衰竭的治疗,主要目的是控制尿液反流、消除或控制感染及预防肾衰竭的进一步发展。原则是早期治疗和综合治疗。

(二)治疗方法

1.预防治疗

(1)主要是指预防感染,对防止肾脏新的瘢痕形成有重要意义。方法是注意个人卫生,多饮水,补入充足水分,避免便秘,定时排空膀胱尿液以减轻膀胱内压力及减少膀胱胀残余尿。

(2)对有家族史的婴幼儿应常规检查是否有膀胱-输尿管反流和肾内反流的存在,以便早期治疗。

2.内科治疗

(1)长程低剂量抑菌治疗:每晚睡前排尿后口服单一剂量抗生素。可选用复方新诺明、氧氟沙星、阿莫西林、呋喃妥因、头孢菌素等。如复方新诺明 1/2 片,连续口服 6 个月,然后第一、第二、第六周做中段尿培养,如有复发则重新开始治疗,疗程为 1～2 年。至于疗程目前仍未有定论,一般主张在儿童用至青春期或反流消失后一年,成人至少用至一年。

(2)控制高血压:高血压可加重肾病进展及肾功能恶化,控制高血压是长期治疗方案的一个重要组成部分。

(3)利用膀胱逼尿肌肌电图结果选择治疗方案:膀胱逼尿肌不稳定的患者,即使为重度反流,经抗菌药物加抗胆碱能药物治疗,反流消失率明显提高。

(4)对晚期患者采用低蛋白饮食疗法,以减低肾衰竭的进行性发展。

3.外科治疗

外科手术适应证为:①重度反流尤其是双侧反流,内科保守治疗 4 年反流仍持续存在或有进行性肾功能减退或有新瘢痕形成。②反复尿路感染,尤其有发热症状的爆发性感染,经内科治疗 4 个月反流无改善。③输尿管口呈高尔夫洞穴样改变。④可用手术纠正的先天性异常或尿路梗阻。

实践证明,双侧反流极少会自然消失,故儿童的严重反流应尽早手术治疗;对成人膀胱-输尿管反流是否手术治疗,目前仍有争议,成人膀胱-输尿管反流除非为重度并反复发作的肾盂肾炎,经内科治疗无法控制者才考虑手术治疗。如有蛋白尿者一般不宜手术治疗。手术方式除传统抗反流术式外,推荐经内镜下注射聚四氟乙烯(特氟隆)治疗,不良反应小,成功率高,2 次治疗有效率可达到95%以上。

五、评述

(一)反流性肾病起病隐匿

多随尿路感染反复发作而逐渐加重,早期治疗预后较好;如不及时治疗和纠正,可发展为慢性肾衰竭,预后不良。早期的诊断金标准仍然是排尿性膀胱尿路造影,但无论是成人还是学龄儿童,要做到早期诊断一直是比较困难的事情。西医方案对本病的治疗如能早期预防治疗,尤其合理的抗感染治疗,常可使患者恢复、阻止病情发展,但由于长时间的服用抗菌药物(单剂量药物至少 1 年以上),随着病情的缓解,患者常不能坚持;利用膀胱逼尿肌肌电图结果选择治疗方案是近期使用的方法,肌电图的需求可能是本方法推广使用的障碍;手术治疗适用于重症、保守治疗效果不佳的患者,是选择顺序排在内科方法之后的一种方法。中医治疗方案类似于西医方案的内科治疗方法,对中、早期和轻、中度患者效果较好,辨证分型治疗可以使方案个体化,但长期服用汤剂无论儿童或是成人都难以坚持,且缺乏循证医学依据。

(二)膀胱-输尿管反流的早期发现和治疗与反流性肾病的预后密切相关

大多数患者甚至包括反流较重的患者如得到早期治疗预后较好;如不能得到及时治疗与纠正,随着蛋白尿的出现,预后不佳。研究表明,反流性肾病的预后与蛋白尿、局灶阶段硬化和进行性肾功能减退有密切关系。蛋白尿的程度与有无肾小球损伤即肾小球损伤的程度有明显的关系。进行性肾小球硬化是反流性肾病慢性肾衰竭发生的最主要决定因素。

第四节　低钾血症肾病

机体长期缺钾,可造成低钾血症肾病。

一、病因

(1)胃肠道过度丢失 K^+:腹泻、呕吐、过度通便(服缓泻剂)等。

(2)尿中丢失大量钾:包括肾小管性酸中毒和其他慢性肾疾病。

(3)大量使用糖皮质激素:如糖皮质激素治疗 Cushing 病和原发性醛固酮增多症等。

(4)原因不明:如使用某些减肥药及利尿剂(氢氯噻嗪)等。由于低钾血症长期持续,引起低钾肾病。

二、病理

随着机体缺钾,肾组织含钾量减少,肾乳头及髓质内钾的减少更明显。引起近端、远端肾小管细胞内的大空泡变性,髓襻基膜增厚,集合管发生显著变化,显示上皮细胞肿胀,空泡形成,变性坏死。有些病例亦可见肾间质纤维化。肾小球及血管一般无损害。在罕见的情况下,严重的长期缺钾,有可能引起固缩肾。

三、临床表现

患者肾小管反流倍增机制被破坏,肾离子交换障碍,肾髓质间液不能成为高渗;集合管对水通透性降低、损坏钠泵,影响水的重吸收,远端肾小管对抗利尿激素反应降低及肾内前列腺素合成增加。患者表现为肌无力,周期性四肢麻痹,烦渴,多尿、低比重尿、明显夜尿增多等,甚至可发生肾性尿崩症。发生间质损害后,可引起肾小管酸化尿功能障碍。本病常伴发肾盂肾炎,晚期病变患者偶可发生肾衰竭。

四、实验室检查

低血钾、高血钠、代谢性碱中毒、尿比重低、原发性醛固酮增多症的患者,醛固酮分泌增多,导致水、钠潴留,体液容量扩张而抑制肾素-血管紧张素系统,所以患者有尿中醛固酮增多、血浆肾素活性低、患者对缺钠的反应迟钝等表现。

五、治疗及预后

确诊为低钾血症肾病的患者,应给予积极的补钾治疗,患者的症状可望在短期内改善。在治疗的过程中需要注意的是,患者由于长期多尿,使尿钙、尿镁、尿磷排出增多,甲状旁腺激素(PTH)的合成需要镁的参与,所以低血镁使 PTH 分泌减少,使血钙浓度下降。如果没有及时补充钙剂、镁剂、磷剂,可造成患者低血钙抽搐的发生。所以在治疗的过程中,要同时监测患者血钙、血镁、血磷的情况,并随时给予补充。

早期病变是可逆的,一般纠正缺钾后数月,肾功能可改善或恢复。在晚期已发生肾间质瘢痕形成者,则病变不能恢复。

第三章

原发性肾小球疾病

第一节 原发性肾病综合征

一、原发性肾病综合征的诊断

(一)肾病综合征的概念及分类

肾病综合征(nephrotic syndrome,NS)指各种原因导致的大量蛋白尿(>3.5 g/d)、低清蛋白血症(<30 g/L)、水肿和/或高脂血症。其中大量蛋白尿和低清蛋白血症是诊断的必备条件,具备这两条再加水肿和/或高脂血症,肾病综合征诊断即可成立。

肾病综合征可分为原发性、继发性和遗传性三大类(也有学者将遗传性归入继发性肾病综合征)。继发性肾病综合征很常见,在我国常由糖尿病肾病、狼疮性肾炎、乙型肝炎病毒(HBV)相关性肾炎、过敏性紫癜性肾炎、恶性肿瘤相关性肾小球病、肾淀粉样变性和汞等重金属中毒引起。遗传性肾病综合征并不多见,在婴幼儿主要见于先天性肾病综合征(芬兰型及非芬兰型),此外,少数 Alport 综合征患者也能呈现肾病综合征。

(二)原发性肾病综合征的诊断及鉴别诊断

原发性肾病综合征是原发性肾小球疾病最常见的临床表现。符合肾病综合征诊断标准,并能排除各种病因的继发性肾病综合征和遗传性疾病所致肾病综合征,方可诊断为原发性肾病综合征。

以下要点能帮助原发性与继发性肾病综合征鉴别。

1.临床表现

应参考患者的年龄、性别及临床表现特点,有针对性地排除继发性肾病综合征,如儿童应重点排除 HBV 相关性肾炎及过敏性紫癜肾炎所致肾病综合征;老年患者则应着重排除淀粉样变性肾病、糖尿病肾病及恶性肿瘤相关性肾小球病所致肾病综合征;女性尤其青中年患者均需排除狼疮性肾炎;对于使用不合格美白或祛斑美容护肤品的病理诊断为肾小球微小病变病(minimal change disease, MCD)或膜性肾病(membranous nephropathy, MN)的年轻女性肾病综合征患者,应注意排除汞中毒可能。认真进行系统性疾病的有关检查,在必要时进行肾穿刺病理活检可资鉴别。

2.病理表现

原发性肾病综合征的主要病理类型为 MN(常见于中老年患者)、MCD(常见于儿童及部分老年患者)及局灶节段性肾小球硬化(focal segmental glomerular sclerosis, FSGS),另外,某些增生性肾小球肾炎如 IgA 肾病、系膜增生性肾炎、膜增生性肾炎、新月体肾炎等也能呈现肾病综合征表现。各种继发性肾小球疾病的病理表现在多数情况下与这些原发性肾小球疾病的病理表现不同,再结合临床表现进行分析,鉴别并不困难。

近年,利用免疫病理技术鉴别原发性(或称特发性)MN 与继发性 MN(在我国常见于狼疮性 MN、HBV 相关性 MN、恶性肿瘤相关性 MN 及汞中毒相关性 MN 等)已有较大进展。现在认为,原发性 MN 是自身免疫性疾病,其中抗足细胞表面的磷脂酶 A2 受体(phospholipase A2 rreceptor, PLA2R)抗体是重要的自身抗体之一,它主要以 IgG4 形式存在,但是外源性抗原及非肾自身抗原诱发机体免疫反应导致的继发性 MN 却并非如此。基于上述认识,现在已用抗 IgG 亚类(包括 IgG1、IgG2、IgG3 和 IgG4)抗体及抗 PLA2R 抗体对肾组织进行免疫荧光或免疫组化检查,来帮助鉴别原发性 MN 与继发性 MN。

国内外研究显示,原发性 MN 患者肾小球毛细血管壁上沉积的 IgG 亚类主要是 IgG4,并常伴 PLA2R 沉积;而狼疮性 MN 及 HBV 相关性 MN 患者肾小球毛细血管壁上沉积的 IgG 主要是 IgG1、IgG2 或 IgG3,且不伴 PLA2R 沉积;恶性肿瘤相关性 MN 及汞中毒相关性 MN 患者肾小球毛细血管壁上沉积的 IgG 亚类也非 IgG4 为主,是否有 PLA2R 沉积目前尚无研究报道。不过,并非所有检测结果都绝对如此,文献报道原发性 MN 患者肾小球毛细血管壁上以 IgG4 亚类沉积为主者占 81%～100%,有 PLA2R 沉积者占 69%～96%,所以仍有部分原发性 MN 患者可呈阴性结果,另外阳性结果也与继发性 MN 存在一定交叉。为此 IgG 亚类及 PLA2R 的免疫病理检查结果仍然需要再进行综合分析,才能最后判断它在鉴别原发性 MN 与继发性 MN 上的意义。

3.实验室检查

近年来,研究还发现一些原发性肾小球疾病病理类型的血清标志物,它们在一定程度上对鉴别原发性与继发性肾病综合征也有帮助。

(1)血清 PLA2R 抗体:美国 Beck 等研究显示 70％的原发性 MN 患者血清中含有抗 PLA2R 抗体,而狼疮性肾炎、HBV 相关性肾炎等继发性 MN 患者血清无此抗体,显示此抗体对于原发性 MN 具有较高的特异性。此后欧洲及中国的研究显示,原发性 MN 患者血清 PLA2R 抗体滴度还与病情活动度相关,病情缓解后抗体滴度降低或消失,复发时滴度再升高。不过,在原发性 MN 患者中,此血清抗体的阳性率为 57％～82％,所以阴性结果仍不能除外原发性 MN。

(2)可溶性尿激酶受体(soluble urokinase receptor,suPAR):Wei 等检测了78 例原发性 FSGS、25 例 MCD、16 例 MN、7 例先兆子痫和 22 例正常人血清中suPAR 的浓度,结果发现原发性 FSGS 患者血清中 suPAR 浓度明显高于正常对照和其他肾小球疾病的患者,提示 suPAR 可能是原发性 FSGS 的血清学标志物。Huang 等的研究基本支持 Wei 的看法,同时发现随着 FSGS 病情缓解,血清suPAR 水平也明显降低,但是他们的研究结果并不认为此检查能鉴别原发性及继发性 FSGS。为此,今后还需要更多的研究来进一步验证。就目前已发表的资料看,约 2/3 的原发性 FSGS 患者血清 suPAR 抗体阳性,但是其检测结果与其他肾小球疾病仍有一定重叠,这些在分析试验结果时应该注意。

二、原发性肾病综合征的治疗原则、进展与展望

(一)治疗原则

原发性肾病综合征的治疗原则主要有以下内容。①主要治疗:原发性肾病综合征的主要治疗药物是糖皮质激素(简称激素)和/或免疫抑制剂,但是具体应用时一定要有区别地制定个体化治疗方案。原发性肾病综合征的不同病理类型在药物治疗反应、肾损害进展速度及肾病综合征缓解后的复发上都存在很大差别,所以,首先应根据病理类型及病变程度来有区别地实施治疗;另外,还需要参考患者年龄、体重、有无激素及免疫抑制剂使用禁忌证、是否有生育需求、个人意愿采取不同的用药。有区别地个体化地制订激素和/或免疫抑制剂的治疗方案,是现代原发性肾病综合征治疗的重要原则。②对症治疗:水肿(重时伴腹水及胸腔积液)是肾病综合征患者的常见症状,利尿治疗是主要的对症治疗手段。利尿要适度,以每天体重下降 0.5～1.0 kg 为妥。如果利尿过猛可导致电解质紊乱、血栓栓塞及肾前性急性肾损害(acute kidney injury,AKI)。③防治并发症:加强

对感染、血栓栓塞、蛋白质缺乏、脂代谢紊乱及 AKI 等并发症的预防与治疗。④保护肾功能:要努力防治疾病本身及治疗措施不当导致的肾功能恶化。

(二)具体治疗药物及措施

1.免疫抑制治疗

(1)糖皮质激素:对免疫反应多个环节都有抑制作用。能抑制巨噬细胞对抗原的吞噬和处理;抑制淋巴细胞 DNA 合成和有丝分裂,破坏淋巴细胞,使外周淋巴细胞数量减少;抑制辅助性 T 细胞和 B 细胞,使抗体生成减少;抑制细胞因子如 IL-2 等生成,减轻效应期的免疫性炎症反应等。激素于 20 世纪 50 年代初开始应用于原发性肾病综合征治疗,至今仍是最常用的免疫抑制治疗药物。

我国在原发性肾病综合征治疗中激素的使用原则如下。①起始足量:常用药物为泼尼松(或泼尼松龙)每天 1 mg/kg(最高剂量 60 mg/d),早晨顿服,口服 8~12 周,必要时可延长至 16 周(主要适用于 FSGS 患者);②缓慢减药:足量治疗后每 2~3 周减原用量的 10% 左右,当减至 20 mg/d 左右的肾病综合征易反复,应更缓慢减量;③长期维持:最后以最小有效剂量(10 mg/d 左右)再维持半年或更长时间,以后再缓慢减量至停药。这种缓慢减药和维持治疗方法可以巩固疗效、减少肾病综合征复发,更值得注意的是这种缓慢减药方法是预防肾上腺皮质功能不全或危象的较为有效的方法。激素是治疗原发性肾病综合征的"王牌",但是不良反应也很多,包括感染、消化道出血及溃疡穿孔、高血压、水和钠潴留、升高血糖、降低血钾、股骨头坏死、骨质疏松、精神兴奋、库欣综合征及肾上腺皮质功能不全等,使用时应密切监测。

(2)环磷酰胺:此药是烷化剂类免疫抑制剂。能破坏 DNA 的结构和功能,抑制细胞分裂和增殖,对 T 细胞和 B 细胞均有细胞毒性作用,由于 B 细胞生长周期长,故对 B 细胞影响大。环磷酰胺是临床上治疗原发性肾病综合征最常用的细胞毒类药物,可以口服使用,也可以静脉注射使用,由于口服与静脉治疗疗效相似,因此治疗原发性肾病综合征最常使用的方法是口服。具体用法为,每天 2 mg/kg(常用 100 mg/d),分 2~3 次服用,总量 6~12 g。用药时需注意适当多饮水及避免睡前服药,并应对药物的各种不良反应进行监测及处理。常见的药物不良反应有骨髓抑制、出血性膀胱炎、肝损伤、胃肠道反应、脱发与性腺抑制(可能造成不育)。

(3)环孢素 A:由真菌代谢产物提取得到的 11 个氨基酸组成环状多肽,可以人工合成。能选择性抑制 T 辅助细胞及 T 细胞毒效应细胞,选择性抑制 T 辅助性细胞合成 IL-2,从而发挥免疫抑制作用。不影响骨髓的正常造血功能,对 B 细胞、粒细胞及巨噬细胞影响小。已作为 MN 的一线用药,以及难治性 MCD 和 FSGS 的二线用药。常用量为每天 3～5 mg/kg,分两次空腹口服,服药期间需监测药物谷浓度并维持在 100～200 ng/mL。近年来,有研究显示用小剂量环孢素 A(每天 1～2 mg/kg)治疗同样有效。该药起效较快,在服药 1 个月后可见到病情缓解趋势,3～6 个月后可以缓慢减量,总疗程为 1～2 年,对于某些难治性并对环孢素 A 依赖的病例,可采用小剂量每天 1～1.5 mg/kg 维持相当长时间(数年)。若治疗 6 个月仍未见效果,再继续应用患者获得缓解机会不大,建议停用。当环孢素 A 与激素联合应用时,激素起始剂量常减半,如泼尼松或泼尼松龙每天 0.5 mg/kg。环孢素 A 的常见不良反应包括急性及慢性肾损害、肝毒性、高血压、高尿酸血症、多毛及牙龈增生等,其中造成肾损害的原因较多(如肾前性因素所致 AKI、慢性肾间质纤维化所致慢性肾功能不全等),且有时此损害发生比较隐匿需值得关注。当血肌酐较基础值增长超过 30%,不管是否已超过正常值,都应减少原药量的 25%～50% 或停药。

(4)他克莫司:又称 FK-506,与红霉素的结构相似,为大环内脂类药物。其对免疫系统的作用与环孢素 A 相似,两者同为钙调神经磷酸酶抑制剂,但其免疫抑制作用强,属高效新型免疫抑制剂。主要抑制 IL-2、IL-3 和干扰素 γ 等淋巴因子的活化和 IL-2 受体的表达,对 B 细胞和巨噬细胞影响较小。主要不良反应是糖尿病、肾损害、肝损害、高钾血症、腹泻和手颤。腹泻可以致使本药血药浓度升高,又可以是其一种不良反应,需要引起临床医师关注。该药物费用昂贵,是治疗原发性肾病综合征的二线用药。常用量为每天 0.05～0.1 mg/kg,分两次空腹服用。服药物期间需监测药物谷浓度并维持在 5～10 ng/mL,治疗疗程与环孢素 A 相似。

(5)吗替麦考酚酯:商品名骁悉。在体内代谢为吗替麦考酚酸,后者为次黄嘌呤单核苷酸脱氢酶抑制剂,抑制鸟嘌呤核苷酸的从头合成途径,选择性抑制 T、B 细胞,通过抑制免疫反应而发挥治疗作用。诱导期常用量为 1.5～2.0 g/d,分 2 次空腹服用,共用 3～6 个月,维持期常用量为 0.5～1.0 g/d,维持 6～12 个月。该药对部分难治性肾病综合征有效,但缺乏随机对照试验(RCT)的研究证据。该药物价格昂贵,由于缺乏 RCT 证据,现不作为原发性肾病综合征的一线药物,仅适用于一线药物无效的难治性病例。主要不良反应是胃肠道反应(腹胀、腹泻)、感染、骨髓抑制(白细胞计数减少及贫血)及肝损害。特别值得注意的是,免疫功能低下的患者应用吗替麦考酚酯,可出现卡氏肺孢子虫肺炎、腺病毒或巨细胞病毒等严重感染,甚至威胁生命。

(6)来氟米特:商品名爱诺华,是一种有效的治疗类风湿关节炎的免疫抑制剂,在国内其适应证还扩大到治疗 SLE。此药通过抑制二氢乳清酸脱氢酶活性,阻断嘧啶核苷酸的生物合成,从而达到抑制淋巴细胞增殖的目的。国外尚无使用来氟米特治疗原发性肾病综合征的报道,国内小样本针对 IgA 肾病合并肾病综合征的临床观察显示,激素联合来氟米特的疗效与激素联合吗替麦考酚酯的疗效相似,但是,后者本身在 IgA 肾病治疗中的作用就不肯定,因此,这个研究结果不值得推荐。新近一项使用来氟米特治疗 16 例难治性成人 MCD 的研究显示,来氟米特对这部分患者有效,并可以减少激素剂量。由于缺乏 RCT 研究证据,指南并不推荐用来氟米特治疗原发性肾病综合征。治疗类风湿关节炎等病的剂量为 10～20 mg/d,共用 6 个月,以后缓慢减量,总疗程为 1～1.5 年。主要不良反应为肝损害、感染和过敏,国外有肺间质纤维化的报道。

2.利尿消肿治疗

如果患者存在有效循环血容量不足,则应在适当扩容治疗后再予利尿剂治疗;如果没有有效循环血容量不足,则可直接应用利尿剂。

(1)利尿剂治疗:轻度水肿者可用噻嗪类利尿剂联合保钾利尿剂口服治疗,中、重度水肿伴或不伴体腔积液者,应选用襻利尿剂静脉给药治疗(此时肠道黏膜水肿,会影响口服药吸收)。襻利尿剂宜先从静脉输液小壶滴入一个负荷量(如呋塞米 20～40 mg,使髓襻的药物浓度迅速达到利尿阈值),然后再持续泵注维持量(如呋塞米 5～10 mg/h,以维持髓襻的药物浓度始终在利尿阈值上),如此才能获得最佳利尿效果。每天呋塞米的使用总量不超过 200 mg。"弹丸"式给药间期髓襻药物浓度常达不到利尿阈值,此时会出现"利尿后钠潴留"(髓襻对钠重吸收增强,出现"反跳"),致使襻利尿剂的疗效变差。另外,现在还提倡襻利尿剂与作用于远端肾小管及集合管的口服利尿药(前者如氢氯噻嗪,后者如螺内酯及阿米洛利)联合治疗,因为应用襻利尿剂后,远端肾单位对钠的重吸收会代偿增强,使襻利尿剂利尿效果减弱,并用远端肾单位利尿剂即能克服这一缺点。

(2)扩容治疗:对于合并有效血容量不足的患者,可静脉输注胶体液提高血浆胶体渗透压扩容,从而改善肾脏血流灌注,提高利尿剂疗效。临床常静脉输注血浆代用品右旋糖酐来进行扩容治疗,应用时需注意:①用含糖而不用含钠的制剂,以免氯化钠影响利尿疗效。②应用相对分子质量为 20～40 kDa 的制剂(即右旋糖酐-40),以获得扩容及渗透性利尿双重疗效。③用药不宜过频,剂量不宜过大。一般而言,可以一周输注 2 次,每次输注 250 mL,短期应用,而且如无利尿效果就应及时停药。盲目过大量、过频繁地用药可能造成肾损害(病理显示近端肾小管严重空泡变性呈"肠管样",化验血清肌酐增高,原来激素治疗敏感者变成激素抵抗,出现利尿剂抵抗)。④当尿量＜400 mL/d时禁用,此时药物易滞留并堵塞肾小管,诱发急性肾衰竭。

由于人血制剂(血浆及清蛋白)来之不易,而且难以完全避免变态反应及血源性感染,因此在一般情况下不提倡用人血制剂来扩容利尿。只有当患者尿量＜400 mL/d,又必须进行扩容治疗时,才选用血浆或清蛋白。

(3)利尿治疗疗效不好的常见原因如下:①有效血容量不足的患者,没有事先静脉输注胶体液扩容,肾脏处于缺血状态,对襻利尿剂反应差;而另一方面滥用胶体液包括血浆制品及血浆代用品导致严重肾小管损伤(即前述的肾小管呈"肠管样"严重空泡变性)时,肾小管对襻利尿剂可完全失去反应,常需数月时间,待肾小管上皮细胞再生并功能恢复正常后,才能重新获得利尿效果。②呋塞米的血浆蛋白(主要为清蛋白)结合率高达91%～97%。低清蛋白血症可使其血中游离态浓度升高,肝脏对其降解加速;另外,结合态的呋塞米又能随清蛋白从尿排出体外。因此,低清蛋白血症可使呋塞米的有效血浓度降低及作用时间缩短,故而利尿效果下降。③襻利尿剂没有按前述要求规范用药:中重度肾病综合征患者仍旧口服给药,肠黏膜水肿致使药物吸收差;间断静脉"弹丸"式给药,造成给药间期"利尿后钠潴留";不配合服用作用于远端肾单位的利尿药,削弱了襻利尿剂疗效。④肾病综合征患者必须严格限盐(摄取食盐2～3 g/d),而医师及患者忽视限盐的现象在临床十分普遍,不严格限盐上述药物的利尿效果会显著减弱。临床上,对于少数利尿效果极差的难治性重度水肿患者,可采用血液净化技术进行超滤脱水治疗。

3.血管紧张素Ⅱ受体阻滞剂治疗

大量蛋白尿是肾病综合征的最核心问题,由它引发肾病综合征的其他临床表现(低蛋白血症、高脂血症、水肿和体腔积液)和各种并发症。此外,持续性大量蛋白尿本身可导致肾小球高滤过,增加肾小管蛋白重吸收,加速肾小球硬化,加重肾小管损伤及肾间质纤维化,影响疾病预后。因此减少尿蛋白在肾病综合征治疗中十分重要。

近年来,常用血管紧张素转化酶抑制剂(ACEI)或血管紧张素Ⅱ受体阻滞剂(ARB)作为肾病综合征患者减少尿蛋白的辅助治疗。研究证实,ACEI或ARB除具有降压作用外,还有确切的减少尿蛋白排泄(可减少30%)和延缓肾损害进展的肾脏保护作用。其独立于降压的肾脏保护作用机制包括:①对肾小球血流动力学的调节作用。此类药物既扩张入球小动脉,又扩张出球小动脉,但是后一作用强于前一作用,故能使肾小球内高压、高灌注和高滤过降低,从而减少尿蛋白排泄,保护肾脏。②非血流动力学的肾脏保护效应。此类药能改善肾小球滤过膜选择通透性,改善足细胞功能,减少细胞外基质蓄积,故能减少尿蛋白排泄,延缓肾小球硬化及肾间质纤维化。因此,具有高血压或无高血压的原发性肾病综合征患者均宜用 ACEI 或 ARB 治疗,前者能获得降血压及降压依赖性肾脏保护作用,而后者可以获得非降压依赖性肾脏保护效应。

应用 ACEI 或 ARB 应注意如下事项:①肾病综合征患者在循环容量不足(包括利尿、脱水造成的血容量不足,及肾病综合征本身导致的有效血容量不足)情况下,应避免应用或慎用这类药物,以免诱发 AKI。②肾功能不全和/或尿量较少的患者服用这类药物,尤其与保钾利尿剂(螺内酯等)联合使用时,要监测血钾浓度,谨防高钾血症发生。③对激素及免疫抑制剂治疗敏感的患者,如 MCD 患者,蛋白尿能很快消失,无必要也不建议服用这类药物。④不推荐 ACEI 和 ARB 联合使用。

三、不同病理类型的治疗方案

(一)MN

应争取将肾病综合征治疗缓解或者部分缓解,无法达到时,则以减轻症状、减少尿蛋白排泄、延缓肾损害进展及防治并发症作为治疗重点。MN 患者尤应注意防治血栓栓塞并发症。

本病不提倡单独使用激素治疗;推荐使用足量激素(如泼尼松或泼尼松龙始量每天 1 mg/kg)联合细胞毒类药物(环磷酰胺)治疗,或较小剂量激素(如泼尼松或泼尼松龙始量每天 0.5 mg/kg)联合环孢素 A 或他克莫司治疗;激素相对禁忌或不能耐受者,也可以单独使用环孢素 A 或他克莫司治疗。对于使用激素联合环磷酰胺治疗无效的病例可以换用激素联合环孢素 A 或他克莫司治疗,反之亦然;对于治疗缓解后复发的病例,可以重新使用原方案治疗。

2012 年改善全球肾脏病预后组织(KDIGO)制定的《肾小球肾炎临床实践指南》,推荐 MN 所致肾病综合征患者应用激素及免疫抑制剂治疗的适应证如下:①尿蛋白持续超过 4 g/d,或是较基线上升超过 50%,经抗高血压和抗蛋白尿治疗 6 个月未见下降(1B 级证据);②出现严重的、致残的、或威胁生命的肾病综合征相关症状(1C 级证据);③诊断 MN 后的 6~12 个月内肌酐上升≥30%,能除外其他原因引起的肾功能恶化(2C 级证据)。而出现以下情况建议不用激素及免疫抑制剂治疗:①肌酐持续>309 μmol/L(>3.5 mg/dL)或估算肾小球滤过率

（eGFR）＜30 mL/(min·1.73 m^2)；②超声检查肾脏体积明显缩小（如长径＜8 cm)；③合并严重的或潜在致命的感染。

(二)微小病变肾病

应力争将肾病综合征治疗缓解。本病所致肾病综合征对激素治疗十分敏感，治疗后肾病综合征常能完全缓解，但是缓解后肾病综合征较易复发，而且多次复发即可能转型为 FSGS，这必须注意。

初治病例推荐单独使用激素治疗；对于多次复发或激素依赖的病例，可选用激素与环磷酰胺联合治疗；担心环磷酰胺影响生育者或者经激素联合环磷酰胺治疗后无效或仍然复发者，可选用较小剂量激素（如泼尼松或泼尼松龙始量每天0.5 mg/kg）与环孢素 A 或他克莫司联合治疗，或单独使用环孢素 A 或他克莫司治疗；对于环磷酰胺、环孢素 A 或他克莫司等都无效或不能耐受的病例，可改用吗替麦考酚酯治疗。对于激素抵抗型患者需重复肾活检，以排除 FSGS。

(三)局灶节段性肾小球硬化

应争取将肾病综合征治疗缓解或部分缓解，但是无法获得上述疗效时，则应改变目标将减轻症状、减少尿蛋白排泄、延缓肾损害进展及防治并发症作为治疗重点。既往认为本病治疗效果差，但是，近年来的系列研究显示约有 50％的患者应用激素治疗仍然有效，但显效较慢。其中，顶端型 FSGS 的疗效与 MCD 相似。

目前，推荐使用足量激素治疗，如果肾病综合征未缓解，可持续足量服用4 个月，完全缓解后逐渐减量至维持剂量，再服用 0.5～1 年；对于激素抵抗或激素依赖病例可以选用较小剂量激素（如泼尼松或泼尼松龙始量每天 0.5 mg/kg）与环孢素 A 或他克莫司联合治疗，经治疗有效的病例环孢素 A 可在减量至每天1～1.5 mg/kg后，维持服用 1～2 年。激素相对禁忌或不能耐受者，也可以单独使用环孢素 A 或他克莫司治疗。不过对肌酐升高及有较明显肾间质的患者，使用环孢素 A 或他克莫司要谨慎。应用细胞毒药物（如环磷酰胺）、吗替麦考酚酯治疗本病目前缺乏循证医学证据。

(四)系膜增生性肾炎

非 IgA 肾病的系膜增生性肾炎在西方国家较少见，而我国病例远较西方国家多。本病所致肾病综合征的治疗方案，要根据肾小球的系膜病变程度，尤其是系膜基质增多程度来决定。轻度系膜增生性肾炎所致肾病综合征的治疗目标及方案与 MCD 相同，且疗效及转归与 MCD 也十分相似；而重度系膜增生性肾炎

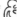

所致肾病综合征可参考原发性 FSGS 的治疗方案治疗。

(五)膜增生性肾炎

原发性膜增生性肾炎较少见,疗效很差。目前并无循证医学证据基础上的有效治疗方案可被推荐,临床上可以试用激素加环磷酰胺治疗,无效者还可试用较小量糖皮质激素加吗替麦考酚酯治疗。如果治疗无效,则应停用上述治疗。

(六)IgA 肾病

约 1/4 的 IgA 肾病患者可出现大量蛋白尿(>3.5 g/d),而他们中仅约 1/2 的患者呈现肾病综合征。现在认为,部分呈现肾病综合征的 IgA 肾病实际为 IgA 肾病与 MCD 的重叠(免疫荧光表现符合 IgA 肾病,而光镜及电镜表现支持 MCD),这部分患者可参照 MCD 的治疗方案进行治疗,而且疗效及转归也与 MCD 十分相似;而另一部分患者是 IgA 肾病本身导致肾病综合征(免疫荧光表现符合 IgA 肾病,光镜及电镜表现为增生性肾小球肾炎或 FSGS),这部分患者似可参照相应的增生性肾小球肾炎及 FSGS 的治疗方案进行治疗。

应当指出的是,上述多数治疗建议是来自西方国家的临床研究总结,值得从中借鉴,但是是否完全符合中国情况还必须通过我们自己的实践来进一步验证及总结,不应该教条地盲目应用。同时还应指出,上述治疗方案是依据疾病普遍性面对群体制订的,而在临床实践中患者情况多种多样,必须具体问题具体分析,个体化地实施治疗。

四、难治性肾病综合征的治疗

(一)难治性肾病综合征的概念

目前,尚无难治性肾病综合征一致公认的定义。一般认为,难治性肾病综合征包括激素抵抗性、激素依赖性及频繁复发性的原发性肾病综合征。激素抵抗性肾病综合征是指用激素规范化治疗 8 周(FSGS 病例需 16 周)仍无效者;激素依赖性肾病综合征是指激素治疗缓解病例,在激素撤减过程中或停药后14 天内肾病综合征复发者;频繁复发性肾病综合征是指经治疗缓解后半年内复发≥2 次,或 1 年内复发≥3 次者。难治性肾病综合征的患者由于病程较长,病情往往比较复杂,临床治疗上十分棘手。

(二)难治性肾病综合征的常见原因

遇见难治性肾病综合征时,应仔细寻找原因。可能存在如下原因。

1.诊断错误

误将一些继发性肾病(如淀粉样变性肾病等)和特殊的原发性肾病(如脂蛋

白肾病、纤维样肾小球病等)当成了普通原发性肾小球疾病应用激素治疗,当然不能取得满意疗效。

2.激素治疗不规范

(1)重症肾病综合征患者仍然口服激素治疗,由于肠黏膜水肿药物吸收差,激素血浓度低影响疗效。

(2)未遵守"足量、慢减、长期维持"的用药原则,如始量不足、"阶梯式"加量、或减药及停药过早过快,都会降低激素疗效。

(3)忽视药物间相互作用,如卡马西平和利福平等药能使泼尼松龙的体内排泄速度增快,血药浓度降低过快,影响激素治疗效果。

3.静脉输注胶体液不当

过频输注血浆制品或血浆代用品导致肾小管严重损伤(肾小管呈"肠管样"严重空泡变性)时,患者不但对利尿剂完全失去反应,而且原本激素敏感的病例(如 MCD)也可能变成激素抵抗。

4.肾脏病理的影响

激素抵抗性肾病综合征常见于膜增生性肾炎及部分 FSGS 和 MN;频繁复发性肾病综合征常见于 MCD 及轻度系膜增生性肾炎(包括 IgA 肾病及非 IgA 肾病),而它们多次复发后也容易变成激素依赖性肾病综合征,甚至转换成 FSGS 变为激素抵抗。

5.并发症的影响

肾病综合征患者存在感染、肾静脉血栓、蛋白营养不良等并发症时,激素疗效均会降低。年轻患者服激素后常起痤疮,痤疮上的"脓头"就能显著影响激素疗效,需要注意。

6.遗传因素

近 10 年研究发现,5%～20% 的激素抵抗性肾病综合征患者的肾小球足细胞存在某些基因突变,它们包括导致 nephrin 异常的 *NPHS*1 基因突变、导致 podocin 异常的 *NPHS*2 基因突变、导致 CD2 相关蛋白异常的 *CD*2*AP* 基因突变、导致细胞骨架蛋白 α-辅肌动蛋白 4 异常的 *ACTIN*4 基因突变,以及导致 WT-1 蛋白异常的 *WT*-1 基因突变等。

(三)难治性肾病综合征的治疗对策

难治性肾病综合征的病因比较复杂,有的病因如基因突变难以克服,但多数病因仍有可能改变,从而改善肾病综合征难治状态。对难治性肾病综合征的治疗重点在于明确肾病诊断,寻找可逆因素,合理规范用药。现将相应的治疗措施分述如下。

1.明确肾病诊断

临床上常见的误诊原因为：①未做肾穿刺病理检查；②进行了肾穿刺活检，但是肾组织未做电镜检查（如纤维样肾小球病等将漏诊）及必要的特殊组化染色（如刚果红染色诊断淀粉样变病）和免疫组化染色检查（如载脂蛋白 ApoE 抗体染色诊断脂蛋白肾病）；③病理医师与临床医师沟通不够，没有常规进行临床-病理讨论。所以，凡遇难治性肾病综合征，都应仔细核查有无病理诊断不当或错误的可能，必要时应重复肾活检，进行全面的病理检查及临床-病理讨论，以最终明确疾病诊断。

2.寻找及纠正可逆因素

某些导致肾病综合征难治的因素是可逆的，积极寻找及纠正这些可逆因素，就可能改变"难治"状态。①规范化应用激素和免疫抑制剂：对于激素使用不当的 MCD 患者，在调整激素用量和/或改变给药途径后，就能使部分激素"抵抗"患者变为激素有效。MN 应避免单用激素治疗，从开始就应激素联合环磷酰胺或环孢素 A 治疗；多次复发的 MCD 也应激素联合环磷酰胺或环孢素 A 治疗。总之，治疗规范化极重要。②合理输注胶体液：应正确应用血浆代用品或血浆制剂扩容，避免滥用导致严重肾小管损伤，而一旦发生就应及时停用胶体液，等待受损肾小管恢复（常需数月），只有肾小管恢复正常后激素才能重新起效。③纠正肾病综合征并发症：感染、肾静脉血栓、蛋白营养不良等并发症都可能影响激素疗效，应尽力纠正。

3.治疗无效病例的处置

尽管已采取上述各种措施，仍然有部分难治性肾病综合征患者病情不能缓解，尤其是肾脏病理类型差（如膜增生性肾炎和部分 MN 及 FSGS）和存在某些基因突变者。这些患者应该停止激素及免疫抑制剂治疗，而采取 ACEI 或 ARB 治疗及中药治疗，以期减少尿蛋白排泄及延缓肾损害进展。大量蛋白尿本身就是肾病进展的危险因素，因此，对这些患者而言，能适量减少尿蛋白就是成功，就可能对延缓肾损害进展有利。而盲目地继续应用激素及免疫抑制剂，不但不能获得疗效，反而可能诱发严重感染等并发症，危及生命。

五、对现有治疗的评价及展望

综上所述，实施有区别的个体化治疗是治疗原发性肾病综合征的重要原则及灵魂所在。首先应根据肾病综合征患者的病理类型及病变程度，其次要考虑患者年龄、体重、有无用药禁忌证、有无生育需求及个人用药意愿,来有区别地个体化地制订治疗方案。现在国内肾穿刺病理检查已逐渐推广,这就为实施有区别的个体化的治疗、提高治疗效果奠定了良好基础。

激素及免疫抑制剂用于原发性肾病综合征治疗已经 60 余年,积累了丰富经验。新的药物及制剂不断涌现,尤其环磷酰胺、环孢素 A、他克莫司、吗替麦可酚酯等免疫抑制剂的先后问世,也为有区别地进行个体化治疗提供了更多有效手段。

尽管原发性肾病综合征的治疗取得了很大进展,但是,治疗药物至今仍主要局限于激素及某些免疫抑制剂。用这样的治疗措施,不少病理类型和病变程度较重的患者仍不能获得良好的治疗效果,一些治疗有效的患者也不能克服停药后的疾病复发,而且激素及免疫抑制剂都有着各种不良反应,有些不良反应甚至可以致残或导致死亡。所以开发新的治疗措施及药物,提高治疗疗效,减少治疗不良反应仍是亟待进行的工作,且任重而道远。

继续深入研究阐明不同类型肾小球疾病的发病机制,进而针对机制的不同环节寻求相应干预措施,是开发新药的重要途径。例如,近年已发现肾小球足细胞上的 PLA2R 能参与特发性 MN 发病,而 suPAR 作为血清中的一种通透因子也能参与 FSGS 致病,如果今后针对它们能够发掘出有效的干预方法及治疗药物,即可能显著提高这些疾病的治疗疗效。最近已有使用利妥昔单抗(抗 CD20 分子的单克隆抗体)治疗特发性 MN 成功的报道,经过利妥昔单抗治疗后,患者血清抗 PLA2R 抗体消失,MN 获得缓解,而且不良反应少。

治疗措施和药物的疗效及安全性需要高质量的临床 RCT 试验进行验证。但是在治疗原发性肾病综合征上我国的 RCT 试验很少,所以我国肾病学界应该联手改变这一状态,以自己国家的多中心 RCT 试验资料,来指导医疗实践。

六、原发性肾病综合征的常见并发症

原发性肾病综合征的常见并发症包括感染、血栓和栓塞、急性肾损伤、高脂血症及蛋白质代谢紊乱等。所有这些并发症的发生都与肾病综合征的核心病变——大量蛋白尿和低清蛋白血症具有内在联系。由于这些并发症常使患者的病情复杂化,影响治疗效果,甚至危及生命,因此,对它们的诊断及防治也是原发性肾病综合征治疗中非常重要的一部分。

(一)感染

感染是原发性肾病综合征的常见并发症,也是导致患者死亡的重要原因之一。随着医学的进展,现在感染导致患者死亡已显著减少,但在临床实践中它仍是我们需要警惕和面对的重要问题。特别是对应用激素及免疫抑制剂治疗的患者,感染常会影响治疗效果和整体预后,处理不好仍会危及生命。

原发性肾病综合征患者感染的发生主要与以下因素有关:①大量蛋白尿导致免疫球蛋白及部分补体成分从尿液丢失,如出现非选择性蛋白尿时大量 IgG 及补体 B 因子丢失,导致患者免疫功能受损。②使用激素和/或免疫抑制剂治疗导致患者免疫功能低下。③长期大量蛋白尿导致机体营养不良,抵抗力降低。④严重皮下水肿乃至破溃,细菌容易侵入引起局部软组织感染;大量腹水容易发生自发性腹膜炎。它们严重时都能诱发败血症。

常见的感染为呼吸道感染、皮肤感染、肠道感染、尿路感染和自发性腹膜炎,病原微生物有细菌(包括结核分枝杆菌)、真菌、病毒、支原体和卡氏肺孢子虫等。

有关预测原发性肾病综合征患者发生感染的临床研究还很缺乏。一项儿科临床观察显示,若患儿血浆清蛋白<15 g/L,其发生感染的相对危险度(relative risk,RR)是高于此值患儿的9.8倍,因此尽快使肾病综合征缓解是预防感染发生的关键。一项日本的临床研究表明,成人肾病综合征患者感染发生率为 19%,其危险因素是:血清 IgG<6 g/L(RR=6.7),肌酐>176.8 μmol/L(2 mg/dL)(RR=5.3)。对于血清 IgG<6 g/L 的患者,每 4 周静脉输注丙种球蛋白 $10\sim15$ g,可以明显地预防感染发生。

需要注意,正在用激素及免疫抑制剂治疗的患者,其发生感染时临床表现可能不典型,患者可无明显发热,若出现白细胞计数升高及轻度核左移也容易被误认为是激素引起,因此对这些患者更应提高警惕,应定期主动排查感染,包括一些少见部位的感染如肛周脓肿。

感染的预防措施包括:①注意口腔护理,可以使用抑制细菌及真菌的漱口液定时含漱,这对使用强化免疫抑制治疗(如甲泼尼龙冲击治疗)的患者尤为重要。对于严重皮下水肿致皮褶破溃渗液的患者,需要加强皮肤护理,防治细菌侵入。②使用激素及免疫抑制剂时,要严格规范适应证、药量及疗程,并注意监测外周血淋巴细胞及 CD4$^+$ 淋巴细胞总数的变化,当淋巴细胞计数$<600/\mu$L 和/或 CD4$^+$ 淋巴细胞计数$<200/\mu$L 时,可以给予复方磺胺甲噁唑(即复方新诺明)预防卡氏肺孢子虫感染,具体用法为每周两次,每次两片(每片含磺胺甲硝唑400 mg 和甲氧苄啶80 mg)。③对于血清 IgG<6 g/L 或反复发生感染的患者,可以静脉输注丙种球蛋白来增强体液免疫;对于淋巴细胞计数$<600/\mu$L 和/或 CD4$^+$ 淋巴细胞计数$<200/\mu$L 的患者,可以肌内注射或静脉输注胸腺素来改善细胞免疫。

④对于反复发生感染者,还可请中医辨证施治,予以中药调理预防感染。虽然在临床实践中,我们发现中药调理能够发挥预防感染的作用,但是,目前还缺乏循证医学证据支持。

需要指出的是,若使用激素及免疫抑制剂的患者发生了严重感染,可以将这些药物尽快减量或者暂时停用,因为它们对控制感染不利,而且合并感染时它们治疗 NS 的疗效也不佳。但是,某些重症感染如卡氏肺包虫肺炎却不宜停用激素,因为激素能减轻间质性肺炎,改善缺氧状态,降低病死率。

(二)血栓和栓塞

肾病综合征合并血栓、栓塞的发生率为 $10\%\sim42\%$,常见肾静脉血栓形成(RVT)、其他部位深静脉血栓和肺栓塞。动脉血栓较为少见。血栓和栓塞的发生率与肾病综合征的严重程度、肾小球疾病的种类有关,但检测手段的敏感性也影响本病的发现。

1.发病机制

肾病综合征易并发血栓、栓塞,主要与血小板活化、凝血及纤溶异常、血液黏稠度增高相关。临床观察发现:①肾综合征患者血小板功能常亢进,甚至数量增加,患者血清血栓素(TXA2)及血管假性血友病因子(vWF)增加,可促使血小板聚集、黏附功能增强并被激活。②低清蛋白血症刺激肝脏合成蛋白,导致血中大分子的凝血因子Ⅰ、Ⅱ、Ⅴ、Ⅶ、Ⅷ、Ⅹ浓度升高;而内源性抗凝物质(凝血酶Ⅲ及蛋白 C、S)因相对分子质量小随尿丢失至血浓度降低。③纤溶酶原相对分子质量较小随尿排出,血清浓度降低,而纤溶酶原激活物抑制物(PAI-1)及纤溶酶抑制物 α2-巨球蛋白血浓度升高。上述变化导致血栓易于形成而不易被溶解。④肾病综合征患者有效血容量不足、血液浓缩及出现高脂血症等,会致使血液黏稠度增高,也是导致血栓发生的危险因素。此外,不适当地大量利尿及使用激素治疗也能增加血栓形成的风险。

肾小球疾病的病理类型也与血栓、栓塞并发症有关:MN 的发生率最高,为 $29\%\sim60\%$,明显高于 MCD 和 FSGS(分别为 24.1% 和 18.8%),MN 合并血栓的风险是 IgA 肾病的 10.8 倍,并易发生有临床症状的急性静脉主干血栓如肾静脉、肺血管主干血栓,原因至今未明。

研究认为,能预测肾病综合征患者血栓、栓塞并发症风险的指标为:①血浆清蛋白<20 g/L,新近发现,MN 患者血浆清蛋白<28 g/L 血栓栓塞风险即明显升高;②病理类型为 MN;③有效血容量明显不足。

2.临床表现与影像学检查

血栓、栓塞并发症的临床表现可能非常不明显,以肾静脉血栓为例,多数分支小血栓并没有临床症状。因此,要对肾病综合征患者进行认真细致地观察,必要时及时做影像学检查,以减少漏诊。患者双侧肢体水肿不对称,提示水肿较重的一侧肢体有深静脉血栓的可能;腰痛、明显血尿、B超发现一侧或双侧肾肿大及不明原因的 AKI,提示肾静脉血栓;胸闷、气短、咯血和胸痛提示肺栓塞。

在肾静脉血栓诊断方面,多普勒超声有助于发现肾静脉主干血栓,具有方便、经济和无损伤的优点,但是敏感性低,而且检查的准确性较大程度地依赖操作者技术水平。CT 及磁共振肾静脉成像有较好的诊断价值,而选择性肾静脉造影仍是诊断的金标准。在肺栓塞诊断上,核素肺通气/灌注扫描是较为敏感、特异的无创性诊断手段。CT 和磁共振肺血管成像及超声心动图也可为诊断提供帮助,后者可发现肺动脉高压力、右心室和/或右心房扩大等征象。肺动脉造影是诊断肺栓塞的金标准,发现栓塞后还可以局部溶栓。上述血管成像检查均需要使用对比剂(包括用于 X 线检查的碘对比剂及用于磁共振检查的钆对比剂),故应谨防对比剂肾损害,尤其是对已有肾损害的患者。

3.预防与治疗

原发性肾病综合征并发血栓、栓塞的防治至今没有严格的 RCT 临床研究报道,目前的防治方案主要来自小样本的临床观察。

(1)血栓、栓塞并发症的预防:比较公认的观点是,肾病综合征患者均应服用抗血小板药物,而当血浆清蛋白<20 g/L 时即开始抗凝治疗。对于 MN 患者抗凝指征应适当放宽一些。Lionaki S 等研究显示,MN 患者血浆清蛋白≤28 g/L时,其深静脉血栓形成的风险是 >28 g/L 者的 2.5 倍,血浆清蛋白每降低10 g/L,深静脉血栓的风险增加 2 倍,因此,目前有学者建议 MN 患者血浆清蛋白<28 g/L 时即应予以预防性抗凝治疗。抗凝药物常采用肝素或低分子肝素皮下注射或口服华法林。口服华法林时应将凝血酶原时间的国际标准化比率(INR)控制在 1.5～2.0,华法林与多种药物能起相互反应,影响(增强或减弱)抗凝效果,用药时需要注意。

(2)血栓、栓塞并发症的治疗:血栓及栓塞并发症一旦发生即应尽快采用以下治疗。

溶栓治疗:引起急性肾衰竭的急性肾静脉主干大血栓,或导致收缩压下降至<12.0 kPa(90 mmHg)的急性肺栓塞,均应考虑进行溶栓治疗。既往常用尿激酶进行溶栓,最适剂量并未确定,可考虑用(6～20)×10^4 U 稀释后缓慢静脉滴

注,每天 1 次,10～14 天为 1 个疗程;现在也可采用重组人组织型纤溶酶原激活剂治疗,它能选择性地与血栓表面的纤维蛋白结合,纤溶效力强,用量为 50 mg 或 100 mg,开始时在 1～2 分钟内静脉推注 1/10 剂量,剩余的 9/10 剂量在稀释后缓慢静脉滴注,2 小时滴完。使用重组人组织型纤溶酶原激活剂要监测血清纤维蛋白原浓度,避免过低引起出血。国内多中心研究结果显示,50 mg 和/或 100 mg 两种剂量的疗效相似,而前者出血风险明显降低。

抗凝治疗:一般而言,原发性肾病综合征患者出现血栓、栓塞并发症后要持续抗凝治疗半年,若肾病综合征不缓解且清蛋白仍<20 g/L 时,还应延长抗凝时间,否则血栓、栓塞并发症容易复发。用口服华法林进行治疗时,由于华法林起效慢,故需在开始服用的前 3～5 天,与肝素或低分子肝素皮下注射重叠,直至 INR>2.0 后才停用肝素或低分子肝素。在整个服用华法林期间都一定要监测 INR,控制 INR 在 2.0～2.5 范围。若使用重组人组织型纤溶酶原激活进行溶栓治疗,则需等血清纤维蛋白原浓度回复正常后,才开始抗凝治疗。

(三)急性肾损伤

由原发性肾病综合征引起的 AKI 主要有如下 2 种:①有效血容量不足导致的肾前性 AKI,常只出现轻、中度氮质血症。②机制尚不清楚的特发性 AKI,常呈现急性肾衰竭。至于肾小球疾病本身(如新月体性肾小球肾炎)引起的 AKI、治疗药物诱发的 AKI(如药物过敏所致急性间质性肾炎或肾毒性药物所致急性肾小管坏死),以及肾病综合征并发症(如急性肾静脉主干血栓)所致 AKI,均不在此讨论。

1.急性肾前性氮质血症

严重的低清蛋白血症导致血浆胶体渗透压下降,水分渗漏至皮下及体腔,致使有效循环容量不足,肾灌注减少,会诱发急性肾前性氮质血症。临床上出现血红蛋白增高、体位性心率及血压变化(体位迅速变动如从卧到坐或从坐到站时,患者心率加快、血压下降,重时出现直立性低血压,乃至虚脱)、化验血尿素氮 (BUN)与肌酐升高,但是 BUN 升高幅度更大(两者均以 mmol/L 作单位时,BUN 与肌酐之比值>20:1,这是由于肾脏灌注不足时,原尿少在肾小管中流速慢,其中尿素氮被较多地重吸收入血所致)。急性肾前性氮质血症者应该用胶体液扩容,然后利尿,扩容利尿后肾功能即能很快恢复正常。盲目增加襻利尿剂剂量,不但不能获得利尿效果,反而可能造成肾素-血管紧张素系统及交感神经系统兴奋,进一步损害肾功能。而且,这类患者不能用 ACEI 或 ARB 类药物,它们也会加重肾前性氮质血症。

2.特发性急性肾衰竭

特发性急性肾衰竭最常见于复发性 MCD,也可有时见于其他病理类型,机制不清,某些病例可能与大量尿蛋白形成管型堵塞肾小管和/或肾间质水肿压迫肾小管相关。患者的临床特点是:年龄较大(有文献报道平均 58 岁),尿蛋白量大(常>10 g/d),血浆清蛋白低(常<20 g/L),常在肾病综合征复发时出现 AKI(经常为少尿性急性肾衰竭)。特发性急性肾衰竭要用除外法进行诊断,即必须一一排除各种病因所致急性肾衰竭后才能诊断。对特发性急性肾衰竭的治疗措施包括:①积极治疗基础肾脏病。由于绝大多数患者的基础肾脏病是 MCD,故应选用甲泼尼龙冲击治疗(每次 0.5~1.0 g 稀释后静脉滴注,每天或隔天 1 次,3 次为 1 个疗程),以使 MCD 尽快缓解,患者尿液增多冲刷掉肾小管中管型,使肾功能恢复。②进行血液净化治疗。血液净化不但能清除尿毒素、纠正水和电解质及酸碱平衡紊乱,为维持生命赢得治疗时间;而且还能通过超滤脱水,使患者达到干体重,减轻肾间质水肿,促进肾功能恢复。③口服或输注碳酸氢钠,可碱化尿液,防止肾小管中蛋白凝固成管型,并可纠正肾衰竭时的代谢性酸中毒。大多数患者经上述有效治疗后肾功能可完全恢复正常,但往往需要较长恢复时间(4~8 周)。必须注意,此 AKI 并非有效血容量不足引起,盲目输注胶体液不但不能使 AKI 改善,反而可能引起急性肺水肿。

(四)脂肪代谢紊乱

高脂血症是肾病综合征的表现之一。统计表明约有 80% 的患者存在高胆固醇血症、高低密度脂蛋白血症及不同程度的高三酰甘油血症。高脂血症不仅可以进一步损伤肾脏,而且还可使心脑血管并发症增加,因此,合理有效地控制血脂,也是原发性肾病综合征治疗的重要组成部分。

肾病综合征合并高脂血症的机制尚未完全阐明,已有的研究资料提示:高胆固醇血症发生的主要原因是肾病综合征时肝脏脂蛋白合成增加(大量蛋白尿致使肝脏合成蛋白增加,合成入血的脂蛋白因相对分子质量大不能从肾滤过排除,导致血浓度增高),而高三酰甘油血症发生的主要原因是体内降解减少(肾病综合征时脂蛋白脂酶从尿中丢失,使其在活性下降,导致三酰甘油的降解减少)。

对于激素治疗反应良好的肾病综合征病理类型(如 MCD),不要急于应用降脂药,肾病综合征缓解后数月内血脂往往即能自行恢复正常,这样可使患者避免发生不必要的药物不良反应及增加医疗花费。若应用激素及免疫抑制剂治疗,肾病综合征不能在短期内缓解甚至无效时(如某些 MN 患者),则应予降脂药物治疗。以高胆固醇血症为主要表现者,应选用羟甲基戊二酰辅酶 A 还原酶抑制剂,即他汀类药物,每晚睡前服用,服药期间要注意肝及肌肉损害(严重者可出现横纹肌溶解)不良反应。以高三酰甘油血症为主要表现者,应选用纤维酸衍生物类药,即贝特类药物,用药期间注意监测肝功能。另外,所有高脂血症患者均应限制脂肪类食物摄入,高三酰甘油血症患者还应避免糖类摄入过多。

(五)甲状腺功能减退

相当一部分原发性肾病综合征患者血清甲状腺素水平低下,这是由于与甲状腺素结合的甲状腺结合球蛋白(相对分子质量为 60 kDa)从尿液中大量丢失而导致。观察表明,约 50% 的患者血中的总 T3 及总 T4 下降,但是游离 T3(FT3)、游离 T4(FT4)及促甲状腺素(TSH)正常。患者处于轻度的低代谢状态,这可能有利于肾病综合征患者的良性调整,避免过度能量消耗,因此不需要干预。

不过,个别患者可出现甲状腺功能减退症的表现,以致于使本来激素敏感的病理类型使用激素治疗不能获得预期效果。这时需要仔细监测患者的甲状腺功能,若 FT3、FT4 下降,特别是 TSH 升高时,在认真排除其他病因导致的甲状腺功能减退症后,可给予小剂量甲状腺素治疗(左甲状腺素 $25\sim50~\mu g/d$),常能改善患者的一般状况及对激素的敏感性。虽然这种治疗方法尚缺乏 RCT 证据,但在临床实践中具有一定效果。这一经验治疗方法还有待于今后进一步的临床试验验证。

第二节 急性肾小球肾炎

急性肾小球肾炎简称急性肾炎,是一种常见的原发性肾小球疾病。本病大多呈急性起病,临床表现为血尿、蛋白尿、高血压、水肿、少尿及氮质血症。因其表现为一组临床综合征,为此又称为"急性肾炎综合征"。急性肾小球肾炎常见于多种致病微生物感染之后发病,尤其是链球菌感染,但也有部分患者由其他微生物感染所致,如葡萄球菌、肺炎链球菌、伤寒沙门菌、梅毒、病毒、原虫及真菌等引起。通常临床所指的急性肾小球肾炎即指链球菌感染后肾小球肾炎,本节也以此为重点阐述。

一、急性肾小球肾炎发病机制与临床表现

(一)发病因素机制

本病发病与抗原抗体介导的免疫损伤密切相关。当机体被链球菌感染后，其菌体内某些有关抗原与相应的特异抗体于循环中形成抗原-抗体复合物，随血流抵达肾脏，沉积于肾小球而致病。但也可能是链球菌抗原中某些带有阳电荷的成分通过与肾小球基底膜(GBM)上带有阴电荷的硫酸类肝素残基作用，先植于 GBM，然后通过原位复合物方式而致病。当补体被激活后，炎症细胞浸润，导致肾小球免疫病理损伤而致疾病。肾小球毛细血管的免疫性炎症使毛细血管腔变窄，甚至闭塞，并损害肾小球滤过膜。可出现血尿、蛋白尿及管型尿等，并使肾小球滤过率下降。因而对水钠各种溶质(包括含氮代谢产物、无机盐)的排泄减少，而发生水、钠潴留，继而引起细胞外液容量增加。因此，临床上有水肿、尿少、全身循环充血状态、呼吸困难、肝大、静脉压增高等表现。本病引发的高血压目前认为是由于血容量增加所致，同时，也可能与肾素-血管紧张素-醛固酮系统活力增强有关。

本病急性期表现为弥漫性毛细血管内增生性肾小球肾炎、肾小球增大，并含有细胞成分，内皮细胞肿胀，系膜细胞浸润。电镜下可见上皮下沉淀物呈驼峰状。免疫荧光检查可见弥漫的呈颗粒状的毛细血管襻或系膜区的 IgG、C_3 和备解素的免疫沉着，偶有少量 IgM 和 C_4。

(二)临床表现

急性肾小球肾炎可发生于各年龄组，但以儿童及青少年多见。本证起病较急，病情轻重不一，多数病例患病前有链球菌感染史。感染灶以上呼吸道及皮肤为主，如扁桃体炎、咽炎、气管炎、鼻窦炎等。在上述前驱感染后，有 1~3 周无症状的间歇期。间歇期后，即急性起病，首发症状多为水肿和血尿，是典型性急性肾炎综合征。重症者可发生急性肾衰竭。

1.全身症状

发病时症状轻重不一，患者常有头痛、食欲减退、恶心呕吐、腰困、疲乏无力，部分患者先驱感染没有控制，可有发热、咽喉疼痛、咳嗽、体温一般在 38 ℃上下，发热以儿童多见。

2.水肿、少尿

水肿、少尿常为本病的首发症状，占患者的 $80\%\sim90\%$，在发生水肿之前，患者都有少尿。轻者仅晨起眼睑水肿，或伴有双下肢轻度可凹性水肿，面色较苍

白。重者可延及全身,体重增加。水肿出现的部位主要取决于两个因素,即重力作用和局部组织张力。儿童皮肤及皮下组织较紧密,则水肿的凹陷性不十分明显。另外,水肿的程度还与钠盐的食入量有密切关系。钠盐入量多则水肿加重,严重者可有胸腔积液、腹水。

3.血尿

几乎全部患者均有肾小球源性血尿,是本病常见的初起症状。尿是浑浊棕红色,洗肉水样色。一般在数天内消失,也可持续 1～2 周转为镜下血尿。经治疗后一般镜下血尿多在 6 个月内完全消失。也可因劳累、紧张、感染后反复出现镜下血尿,也有持续 1～2 年才完全消失。

4.蛋白尿

多数患者有不同程度的蛋白尿,以清蛋白为主。极少数患者表现为肾病综合征。蛋白尿持续存在提示病情迁延或有转为慢性肾炎的可能。

5.高血压

大部分患者可出现一过性轻、中度高血压。收缩压、舒张压均增高,往往与血尿、水肿同时存在。一般持续 2～3 周,多随水肿消退而降至正常。产生原因主要与水钠潴留、血容量扩张有关。经利尿消肿后血压随之下降,少数患者可出现重度高血压,并可并发高血压脑病、心力衰竭或视网膜病变,出现充血性心力衰竭、肺水肿等。

6.肾功能异常

少数患者可出现少尿(<400 mL/24 h)、肾功能一过性受损,表现为轻度氮质血症。于 2 周后尿量增加,肾功能于利尿后数天内可逐渐恢复,仅有极少数患者可表现为急性肾衰竭。

二、急性肾小球肾炎的诊断与鉴别诊断

(一)诊断

1.前驱感染史

一般起病前有呼吸道或皮肤感染,也可能有其他部位感染。

2.尿常规及沉渣检查

(1)血尿:为急性肾炎重要表现,肉眼血尿或镜下血尿,尿中红细胞多为严重变形红细胞,这是由于红细胞通过病变毛细血管壁和流经肾小管过程中,因渗透压改变而变形。此外,还可见红细胞管型,表示肾小球有出血渗出性炎症,是急性肾炎的重要特点。

（2）管型尿：尿沉渣中常见有肾小管上皮细胞、白细胞，偶有白细胞管型及大量透明和颗粒管型，一般无蜡样管型及宽大管型，如果出现此类管型，提示原肾炎急性加重，或全身系统性疾病，如红斑狼疮或血管炎。

（3）尿蛋白：通常为（＋）～（＋＋），24小时蛋白总量＜3.0 g，尿蛋白多属非选择性。

（4）尿少与水肿：本病急性发作期24小时尿量一般在1 000 mL以下，并伴有面部及下肢轻度水肿。

3.血常规检查

白细胞计数可正常或增加，此与原感染性是否仍继续存在有关。急性期血沉常增快，一般在30～60 mm/h，常见轻度贫血，此与血容量增大、血液稀释有关，于利尿消肿后即可恢复，但也有少数患者有微血管溶血性贫血。

4.肾功能及血生化检查

急性期GFR呈不同程度下降，但肾血浆流量常可正常。因此滤过分数常下降。与肾小球功能受累相比，肾小管功能相对良好，肾浓缩功能仍多保持正常。临床常见一过性氮质血症，血中尿素氮、肌酐轻度增高，尿钠和尿钙排出减少，不限进水的患者可有轻度稀释性低钠血症。此外，还可出现高血钾和代谢性酸中毒症。

5.有关链球菌感染的细胞学和血清学检查

链球菌感染后，机体对菌体成分及其产物相应的抗体，如抗链球菌溶血素O抗体（ASO），其阳性率可达50%～80%，常借助检测此抗体以证实前期的链球菌感染。通常在链球菌感染后2～3周出现，3～5周滴度达高峰，半年内可恢复正常，75%患者1年内转阴。在判断所测结果时应注意，ASO滴度升高仅表示近期内曾有链球菌感染，与急性肾炎发病的可能性及病情严重性不直接相关。经有效抗生素治疗者其阳性率降低，皮肤感染灶患者阳性率也低。另外，部分患者起病早期循环免疫复合物及血清冷球蛋白可呈阳性，但应注意病毒所致急性肾炎者可能前驱期短，一般为3～5天，以血尿为主要表现，C_3不降低，ASO不增高，预后好。

血浆补体测定除个别病例外，肾炎病程早期，血总补体及C_3均明显下降，6周后可恢复正常，此规律性变化为急性肾炎的典型表现。血清补体下降程度与急性肾炎病情轻重无明显相关，但低补体血症持续8周以上者，应考虑有其他类型肾炎的可能，如膜增生性肾炎、冷球蛋白血症或狼疮性肾炎等。

6.血浆蛋白和脂质测定

本症患者有少数清蛋白常轻度降低,这是由于水、钠潴留的血容量增加和血液稀释造成,并不是由尿蛋白丢失而致,经利尿消肿后可恢复正常。有少数患者伴有 α_2、β 脂蛋白增高。

7.其他检查

如少尿 1 周以上或进行性尿量减少伴肾功能恶化者、病程超过两个月而无好转趋势者、急性肾炎综合征伴肾病综合征者,应考虑进行肾活检以明确诊断,指导治疗。

8.非典型病例的临床诊断

最轻的亚临床病例可全无水肿、高血压和肉眼血尿,仅于链球菌感染后或急性肾炎紧密相接触者,行尿常规检查而发现镜下血尿,甚或尿检也正常,仅血中 C_3 呈典型的规律性改变,即急性期明显降低,而6～8周恢复正常。此类患者如行肾活检可呈典型的毛细血管内增生及特征性驼峰病变。

(二)鉴别诊断

1.发热性尿蛋白

急性感染发热患者可出现蛋白尿、管型及镜下血尿,极易与不典型或轻度急性肾炎患者相混淆,但前者无潜伏期,无水肿和高血压,热退后尿常规迅速恢复正常。

2.急进性肾炎

起病初与急性肾炎很难鉴别,本病在数天或数周内出现进行性肾功能不全、少尿或无尿,可帮助鉴别,必要时需采用肾穿刺病理检查,如表现为新月体肾炎可资鉴别诊断。

3.慢性肾炎急性发作

大多数慢性肾炎往往起病隐匿,急性发作常继发感染后,前驱期往往较短,1～2天即出现水肿、少尿、氮质血症等,严重者伴有贫血、高血压,肾功能持续损害常常可伴有夜尿增多,尿比重常低。

4.IgA 肾病

IgA 肾病主要以反复发作性血尿为主要表现,ASO、C_3 往往正常,肾活检可以明确诊断。

5.膜性肾炎

膜性肾炎常以急性肾炎样起病,但常常蛋白尿明显,血清补体持续下降

＞8周,本病恢复不及急性肾炎明显,必要时行肾穿活检明确诊断。

6.急性肾盂肾炎或尿路感染

尿常规检查常有白细胞和脓细胞、红细胞,患者并有明显的尿路刺激症状和畏寒发热,补体正常,中段尿培养可确诊。

7.继发性肾炎

继发性肾炎如过敏性紫癜性肾炎、狼疮性肾炎、HBV 相关性肾炎等。本类肾炎原发病症状明显,不难诊断。

8.并发症

(1)循环充血状态:因水、钠潴留,血容量扩大,循环负荷过重,乃至表现循环充血性心力衰竭甚至肺水肿,此与病情轻重和治疗情况相关,临床表现为气急,不能平卧、胸闷、咳嗽,肺底湿性啰音,肝大压痛,心率快,奔马律等左、右心衰竭症状。其是因为血容量扩大所致,而与真正心肌泵衰竭不同,且强心剂效果不佳,利尿剂的应用常助其缓解。

(2)高血压脑病:是指血压急剧增高时(尤其是舒张压)伴发的中枢神经系统症状而言,一般儿童较成年人多见。一般认为此症是在高血压的基础上,脑部小血管痉挛,导致脑缺氧、脑水肿而致。但也有人认为当血压急剧升高时,脑血管原具备的自动舒缩功能失调或失控,脑血管高度充血脑水肿而致。此外,急性肾炎时,水、钠潴留也在发病中起一定作用。此并发症多发生在急性肾炎起病后1～2周内。起病较急,临床表现为剧烈头痛,频繁恶心呕吐,继之视力障碍,眼花,复视,暂时性黑蒙,并有嗜睡或烦躁。如不及时治疗则发生惊厥、昏迷,少数暂时偏瘫失语,严重时发生脑疝。神经系统多无局限性体征,浅反射及腱反射可减弱或消失,眼底检查常见视网膜小动脉痉挛,有时可见视盘水肿,脑脊液清亮,压力和蛋白正常或略高。当高血压伴视力障碍、惊厥、昏迷中的任一项,即可诊断。

(3)急性肾衰竭:急性肾炎患者中,有相当一部分病例有程度不一的氮质血症,但真正进展为急性肾衰竭者仅为极少数。由于防治及时,前两类并发症已大为减少,但合并急性肾衰竭尚无有效防止措施,已成为急性肾炎死亡的主要原因。临床表现为少尿或无尿,血尿素氮、肌酐升高,高血钾,代谢性酸中毒等尿毒症改变。在此情况下应及时行血液透析、肾替代疗法(按急性肾衰竭治疗)。如经治疗少尿或无尿 3～5 天或 1 周者,此后尿量逐渐增加,症状消失,肾功能可逐渐恢复。

(三)诊断标准

(1)起病较急,病情轻重不一,青少年儿童发病多见。

(2)前驱有上呼吸道及皮肤等感染史,多在感染后1～4周发病。

(3)多见血尿(肉眼或镜下血尿)、蛋白尿、管型(颗粒管型和细胞管型)。

(4)水肿,轻者晨起双眼睑水肿,重者可有双下肢及全身水肿。

(5)有短暂氮质血症,轻中度高血压,B超双肾形态大小正常。

三、急性肾小球肾炎的治疗

本病的治疗以休息及对症治疗为主,纠正水、钠潴留,纠正血循环容量负荷重,抗高血压,防治急性期并发症,保护肾功能,如急性肾衰竭可行透析治疗。因本病属自限性疾病,一般不适宜应用糖皮质激素及细胞毒类药物。

(一)一般治疗

急性期应卧床休息2～3周,待肉眼血尿消失,水肿消退及血压恢复正常,然后逐渐增加室内活动量,3～6个月内应避免较重的体力活动。如活动后尿改变加重者应再次卧床休息。急性期低钠饮食,每天摄入食盐3 g以下,保证充足热量。肾功能正常者不需限制蛋白质入量,适当补充优质蛋白质饮食,对有氮质血症者,应限制蛋白质入量,以减轻肾脏负担。水肿重尿少者,除限盐外还应限制水的入量。

(二)感染灶的治疗

对有咽部、牙周、鼻窦、气管、皮肤感染灶者应给予青霉素1～2周治疗。对青霉素过敏者可用大环内酯类抗生素。对于反复发作的慢性扁桃体炎,病证迁延2～6个月以上者,尿中仍有异常且考虑与扁桃体病灶有关时,待病情稳定后(尿蛋白少于＋),尿沉渣计数少于10个/HP者,可考虑做扁桃体切除术,术前术后需用2～3周青霉素。

(三)抗凝治疗

根据发病机制,且有肾小球内凝血的主要病理改变,主要为纤维素沉积及血小板聚集,因此,在临床治疗时并用抗凝降纤疗法,有助于肾炎的缓解和恢复,具体方法如下。

1.肝素

按成人每天总量5 000～10 000 U加入5％葡萄糖注射液250 mL静脉滴注,每天1次,10～14天为1个疗程,间隔3～5天,再行下1个疗程,共用2～

3 个疗程。

2.丹红注射液

成人用量为 20～40 mL,加入 5％葡萄糖注射液中,用法疗程同肝素,小儿酌减。或选择其他活血化瘀中成药注射剂,如血塞通、舒血通、川芎、丹参注射剂等。

3.尿激酶

成人每天总量 5 000～10 000 U,加入 5％葡萄糖 250 mL 中,用法疗程如丹红注射液,小儿酌减。注意肝素与尿激酶不要同时应用。

4.双嘧达莫(潘生丁)

成人 50～100 mg,每天 3 次口服,可连服 8～12 周,小儿酌情服用。

(四)利尿消肿

急性肾炎的主要生理病理变化为钠潴留,细胞外液量增加导致临床上水肿、高血压、循环负荷过重及致心肾功能不全等并发症。应用利尿药不仅能达到消肿利尿作用,且有助于防治并发症。

1.轻度水肿

颜面部及双下肢轻度水肿(无胸腔积液、腹水者),常用噻嗪类利尿药。如氢氯噻嗪,成人25～50 mg,1～2 次/天,口服,此类利尿药作用于远端肾小管。当GFR 为 25 mL/min 时,常不能产生利尿效果,此时可用襻利尿剂。

2.中度水肿

伴有肾功能损害及少量胸腔积液或腹水者,先用噻嗪类利尿药,氢氯噻嗪25～50 mg,1～2 次/天。但当 GFR 为 25 mL/min 时,可加用襻利尿剂,如呋塞米(速尿)每次 20～40 mg,1～3 次/天,如口服效差,可肌内注射或静脉给药,30 分钟起效,但作用短暂,仅 4～6 小时,可重复应用。此两种药在肾小球滤过功能严重受损,肌酐清除率为 5～10 mL/min 时,仍有利尿作用,应注意大剂量时可致听力及肾脏严重损害。急性肾炎一般不用汞利尿剂、保钾利尿剂及渗透性利尿剂。

3.重度水肿

当每天尿量＜400 mL,并有大量胸腔积液、腹水,伴肾功能不全,甚至急性肾衰竭、高血压、心力衰竭并发症时,立即应用大剂量强利尿剂,如呋塞米(速尿)60～120 mg,缓慢静脉推注,但剂量不能＞400 mg/d。因剂量过大,并不能增强利尿效果,反而会使不良反应明显增加,导致不可逆性耳聋。应用后如利尿效果仍不理想,则应考虑血液净化学治疗(以下简称化疗)法,如血液透析、腹膜透析等,而不应冒风险应用过大剂量的利尿药。此外,还可应用血管解痉药,如多巴胺以达利尿目的。

注意:其他利尿药不宜应用,如汞利尿药对肾实质有损害;渗透性利尿药如甘露醇可增加血容量,加重心脑血管负荷而发生意外,还有诱发急性肾衰竭的潜在危险;保钾利尿剂可致血钾升高,尿少时不宜使用。对高尿酸血症患者,应慎用利尿药。

(五)降压治疗

血压不超过 18.7/12.0 kPa(140/90 mmHg)者可暂缓治疗,严密观察。若经休息、限水、限盐、利尿治疗后,血压仍高者,应给予降压药,可根据高血压的程度、起病缓急,首选一种品种和小剂量使用。

1.钙通道阻滞剂

如硝苯地平(硝苯吡啶)、尼群地平类。此类药品可通过阻断钙离子进入细胞内而干扰血管平滑肌的兴奋-收缩偶联,降低外阻血管阻力而使血压下降,并能较好地维持心、脑、肾血流量。口服或舌下含服均吸收良好,每次 10 mg,2～3 次/天,用药后 20 分钟血压下降,1～2 小时作用达高峰,持续 4～6 小时。控释片、缓释片按说明服用,与 β 受体阻滞剂合用可提高疗效,并可减轻硝苯地平引起的心率加快。

2.血管紧张素转化酶抑制剂

通过抑制血管紧张素转换酶的活性,而抑制血管紧张素扩张小动脉,适用于肾素-血管紧张素-醛固酮介导的高血压,也可应用于合并心力衰竭的患者,常用药物如卡托普利(巯甲丙脯酸)口服 25 mg,15 分钟起效,服用盐酸贝那普利(洛丁新)5～10 mg,每天 1 次服用,对肾素依赖性高血压效果更好。

3.α_1受体阻滞剂

如哌唑嗪,具有血管扩张作用,能减轻心脏前后负荷,宜从小剂量开始逐渐加量,不良反应有直立性低血压、眩晕或乏力等。

4.硝普钠

硝普钠用于严重高血压者,用量为 1～3 μg/(kg·min),速度持续静脉滴注,数秒内即起作用。其常溶于 200～500 mL 的 5%葡萄糖注射液中静脉滴注,先从小剂量开始,依血压调整滴数。此药物的优点是作用快、疗效高、毒性小,既作用于小动脉阻力血管,又作用于静脉的血容量血管,能降低外周阻力,而不引起静脉回流增加,故尤适应于心力衰竭患者。

(六)严重并发症的治疗

1.急性循环充血性状态和急性充血性心力衰竭的治疗

当急性肾炎出现胸闷、心悸、肺底啰音、心界扩大等症状时,心排血量并不降低,射血指数并不减少,与心力衰竭的病理生理基础不同,而是水、钠潴留,血容量增加所致淤血状态。此时首先要绝对卧床休息,严格限制钠、水入量,同时应用强利尿药。硝普钠或酚妥拉明药物多能使症状缓解,发生心力衰竭时,可适当应用地高辛或毒毛花苷 K。危重患者可采用轮流束缚上下肢或静脉放血,每次 150~300 mL,以减轻心脏负荷和肺淤血。当保守治疗无效时,可采用血透脱水治疗。

2.高血压脑病治疗

出现高血压脑病时,应首选硝普钠,剂量为 5 mg 加入 10% 葡萄糖注射液 100 mL 中静脉滴注,4 滴/分开始。用药时应监测血压,每 5~10 分钟测血压 1 次。根据血压变化情况调节滴数,最大15 滴/分,为 1~2 $\mu g/(kg \cdot min)$,每天总剂量<100 $\mu g/kg$。用药后如患者高血压脑病缓解,神志好转,停止抽搐,则应改用其他降压药维持血压。因高血压脑病可致生命危险,故应快速降压,争分夺秒。硝普钠起效快,半衰期短,1~2 分钟可显效,停药 1~10 分钟作用可消失,无药物依赖性。但应注意硝普钠可产生硫氰酸盐代谢产物,故静脉用药浓度应低,滴速应慢,应用时间要短(<48 小时),并应严密监测血压,如降压过度,可使有效循环血容量过低,而致肾血流量降低,灌注不足引起肾功能损害。应用硝普钠抢救急性肾炎高血压危象,疗效可靠、安全,而且不良反应小。

当高血压伴有脑水肿时,宜采用强利尿药及脱水药以降低颅脑压力。降颅压和脱水治疗可应用 20% 甘露醇,每次 5 mL/kg,静脉注射或静脉快速滴注,视病情 4~8 小时 1 次。呋塞米(速尿)每次 1 mg/kg 静脉滴注,每 6~8 小时 1 次。地塞米松 0.3~0.5 mg/kg(或 5~10 mg/次,每 6~8 小时 1 次)。如有惊厥应注意对症止痉。持续抽搐者,成人可用地西泮(安定)每次0.3 mg/kg,总量不超过10~15 mg 静脉给药,并可辅助吸氧等。

3.透析治疗

本病有以下两种情况时可采用透析治疗。

(1)少尿性急性肾衰竭,特别是有高血钾存在时。

(2)严重水、钠潴留引起急性左心衰竭者,应及时给予透析治疗,以帮助患者度过急性期。由于本病具有自愈倾向,肾功能多可逐渐恢复,一般不需要长期维持透析。

临床应注意在治疗本病时,不宜应用糖皮质激素、非甾体抗炎药和山莨菪碱类药物治疗。本病大多预后良好,部分病例可在数月内自愈。老年患者有持续性高血压,大量蛋白尿,或肾功能损害者预后较差,肾组织增生病变重,伴有较多新月体形成者预后较差。

第三节　急进性肾小球肾炎

急进性肾小球肾炎简称急进性肾炎(rapidly progressive glomer-ulonephritis,RPGN),是一个较少见的肾小球疾病。特征是在血尿、蛋白尿、高血压和水肿等肾炎综合征表现的基础上,肾功能迅速下降,数周内进入肾衰竭,伴随出现少尿(尿量<400 mL/d)或无尿(尿量<100 mL/d)。此病的病理类型为新月体性肾炎。

1914 年德国学者 Frenz 提出的肾炎分类,把血压高、肾功能差和进展快的肾炎称为"亚急性肾炎"(本病雏形)。1942 年英国学者 Ellis 对 600 例肾炎患者的临床和病理进行了回顾性分析,提出了"快速性肾炎"概念(本病基本型)。此后,1962 年发现部分 RPGN 患者抗肾小球基底膜(GBM)抗体阳性,1982 年又发现部分患者抗中性粒细胞胞质抗体(ANCA)阳性,证实本病是一组病因不同但具有共同临床和病理特征的肾小球疾病。1988 年 Couser 依据免疫病理学特点对 RPGN 进行分型,被称为 Couser 分型(经典分型),本病被分为抗 GBM 抗体型、免疫复合物型及肾小球无抗体沉积型(推测与细胞免疫或小血管炎相关),这是现代 RPGN 的基本分型。这种分型使 RPGN 诊断标准统一,便于临床研究。

国外报道在肾小球疾病肾活检病例中,RPGN 占 2%～5%,国内两个大样本原发性肾小球疾病病理报告中,RPGN 占 1.6%～3.0%。在儿童肾活检病例中,本病所占比例<1%。由于并非所有的 RPGN 患者都有机会接受肾活检,而且对于部分病情危重、风险大的患者,医师也不愿做肾活检,所以 RPGN 的实际患病率很可能被低估。

一、急进性肾炎的表现、诊断及鉴别诊断

(一)病理表现

确诊 RPGN 必须进行肾活检病理检查,如前所述,只有病理诊断为新月体肾炎,RPGN 才能成立。光学显微镜下见到 50% 以上的肾小球具有大新月体(占据肾小囊切面 50% 以上面积),即可诊断新月体肾炎。依据新月体组成成分的不同,又可进一步将其分为细胞新月体、细胞纤维新月体和纤维新月体。细胞

新月体是活动性病变,病变具有可逆性,及时进行治疗此新月体有可能消散;而纤维新月体为慢性化病变,已不可逆转。

免疫荧光检查可进一步对 RPGN 进行分型。①Ⅰ型(抗 GBM 抗体型):IgG和 C_3 沿肾小球毛细血管壁呈线状沉积,有时也沿肾小管基底膜沉积。②Ⅱ型(免疫复合物型):免疫球蛋白及 C_3 于肾小球系膜区及毛细血管壁呈颗粒状沉积。③Ⅲ型(寡免疫复合物型):免疫球蛋白和补体均阴性,或非特异微弱沉积。

以免疫病理为基础的上述 3 种类型新月体肾炎,在光镜及电镜检查上也各有其自身特点。Ⅰ型 RPGN 多为一次性突然发病,因此,光镜下新月体种类(指细胞性、细胞纤维性或纤维性)较均一,疾病早期有时还能见到毛细血管襻节段性纤维素样坏死;电镜下无电子致密物沉积,常见基底膜断裂。Ⅱ型 RPGN 的特点是光镜下肾小球毛细血管内细胞(指系膜细胞及内皮细胞)增生明显,纤维素样坏死较少见;电镜下可见肾小球内皮下及系膜区电子致密物沉积。Ⅲ型RPGN 常反复发作,因此光镜下新月体种类常多样化,细胞性、细胞纤维性及纤维性新月体混合存在,而且疾病早期肾小球毛细血管襻纤维素样坏死常见;电镜下无电子致密物沉积。另外,各型 RPGN 早期肾间质均呈弥漫性水肿,伴单个核细胞(淋巴及单核细胞)及不同程度的多形核细胞浸润,肾小管上皮细胞空泡及颗粒变性;疾病后期肾间质纤维化伴肾小管萎缩;Ⅲ型 RPGN 有时还能见到肾脏小动脉壁纤维素样坏死。

曾有学者将血清 ANCA 检测与上述免疫病理检查结果结合起来对 RPGN进行新分型,分为如下5型:新Ⅰ型及Ⅱ型与原Ⅰ型及Ⅱ型相同,新Ⅲ型为原Ⅲ型中血清 ANCA 阳性者(约占原Ⅲ型病例的 80%),Ⅳ型为原Ⅰ型中血清ANCA 同时阳性者(约占原Ⅰ型病例的 30%),Ⅴ型为原Ⅲ型中血清 ANCA 阴性者(约占原Ⅲ型病例的 20%)。以后临床实践发现原Ⅱ型中也有血清 ANCA阳性者,但是它未被纳入新分型。

(二)临床表现

本病的基本临床表现如下。①可发生于各年龄段及不同性别:北京大学第一医院资料显示Ⅰ型(包括合并肺出血的 Goodpasture 综合征)以男性患者为主,具有青年(20~39 岁,占40.3%)及老年(60~79 岁,占 24.4%)2 个发病高峰。而Ⅱ型以青中年和女性多见,Ⅲ型以中老年和男性多见。②起病方式不一,病情急剧恶化:可隐匿起病或急性起病,呈现急性肾炎综合征(镜下血尿或肉眼血尿、蛋白尿、水肿及高血压),但在疾病某一阶段病情会急剧恶化,血清肌酐于数周内迅速升高,出现少尿或无尿,进入肾衰竭。而急性肾炎起病急,多在数天内达到疾病顶峰,数周内缓解,可与本病鉴别。③伴或不伴肾病综合征:Ⅰ型很少伴随肾病综合征,Ⅱ型及Ⅲ型伴随肾病综合征常见。随肾功能恶化常出现中度贫血。④疾病复发:Ⅰ型很少复发,Ⅲ型(尤其由 ANCA 引起者)很易复发。

下列实验室检查有助于 RPGN 各型鉴别。①血清抗 GBM 抗体:Ⅰ型 RPGN 患者全部阳性。②血清 ANCA:约 80% 的Ⅲ型 RPGN 患者阳性,提示小血管炎致病。③血清免疫复合物增高及补体 C_3 下降:仅见于少数Ⅱ型 RPGN 患者,诊断意义远不如抗 GBM 抗体及 ANCA。

(三)诊断及鉴别诊断

本病的疗效和预后与能否及时诊断密切相关,而及时诊断依赖于医师对此病的早期识别能力,以及实施包括肾活检在内的检查。临床上呈现急性肾炎综合征表现(血尿、蛋白尿、水肿和高血压)的患者,数周内病情未见缓解(急性肾炎在 2～3 周内就会自发利尿,随后疾病缓解),肌酐反而开始升高,就要想到患此病的可能。不要等肾功能继续恶化至出现少尿或无尿(出现少尿或无尿才开始治疗,疗效将很差),而应在肌酐“抬头”之初,就及时给患者进行肾活检病理检查。肾活检是诊断本病最重要的检查手段,因为只有病理诊断新月体肾炎,临床才能确诊 RPGN;同时肾活检还能指导制订治疗方案(分型不同,治疗方案不同,将于后述)和判断预后(活动性病变为主预后较好,慢性化病变为主预后差)。无条件做肾活检的医院应尽快将患者转往能做肾活检的上级医院,越快越好。

RPGN 确诊后,还应根据是否合并系统性疾病(如 SLE、过敏性紫癜等)来区分原发性 RPGN 及继发性 RPGN;并根据肾组织免疫病理检查及血清相关抗体(抗 GBM 抗体、ANCA)检验来对原发性 RPGN 进行分型。

二、急进性肾炎发病机制的研究现状及进展

(一)发病机制概述

有关 RPGN 发病机制的研究最早始于动物模型试验。1934 年 Masugi 的抗肾抗体肾炎模型(用异种动物抗肾皮质血清建立的兔、大鼠抗肾抗体肾炎模型)、1962 年 Steblay 的抗 GBM 肾炎模型(用羊自身抗 GBM 抗体建立的羊抗 GBM 肾炎模型)及 1967 年 Lerner 的 Goodpasture 综合征动物模型(用注入异种抗 GBM 抗体的方法在松鼠猴体内制作出的肺出血-肾炎综合征模型)都确立抗 GBM 抗体在本病中的致病作用。随着 Couser 免疫病理分类法在临床的应用,对本病发病机制的研究从Ⅰ型(抗 GBM 型)逐渐扩展至Ⅱ型(免疫复合型)和Ⅲ型(寡免疫沉积物型)。研究水平也由早期的整体、器官水平转向细胞水平(单

核-巨噬细胞、T 细胞、B 细胞、肾小球固有细胞等），目前更深入到分子水平（生长因子、细胞因子、黏附分子等），但是对本病的确切发病机制仍尚未完全明白。

RPGN 在病因学和病理学上有一个显著的特征，即多病因却拥有一个基本的病理类型，表明本病起始阶段有多种途径致病，最终可能会有一个共同的环节导致肾小球内新月体形成。研究表明肾小球毛细血管壁损伤（基底膜断裂）是启动新月体形成的关键环节。基底膜断裂（裂孔）使单核巨噬细胞进入肾小囊囊腔，纤维蛋白于囊腔聚集，刺激囊壁壁层上皮细胞增生，而形成新月体。进入囊腔中的单核巨噬细胞在新月体形成过程中起着主导作用，具有释放多种细胞因子，刺激壁层上皮细胞增生，激活凝血系统和诱导纤维蛋白沉积等多种作用。新月体最初以细胞成分为主（除单核-巨噬细胞及壁层上皮细胞外，近年证实脏层上皮细胞，即足细胞，也是细胞新月体的一个组成成分），随之为细胞纤维性新月体，最终变为纤维性新月体。新月体纤维化也与肾小囊囊壁断裂密切相关，囊壁断裂可使肾间质的成纤维细胞进入囊腔，产生 I 型和 III 型胶原（间质胶原），促进新月体纤维化。

肾小球毛细血管壁损伤（GBM 断裂）确切机制仍未明确，主要有如下解释。

1.体液免疫

抗 GBM 抗体（IgG）直接攻击 GBM 的 IV 胶原蛋白 α3 链引发的 II 型（细胞毒型）变态反应和循环或原位免疫复合物沉积在肾小球毛细血管壁或系膜区引发的 III 型（免疫复合物型）变态反应，均可激活补体，吸引中性粒细胞及激活巨噬细胞释放蛋白水解酶，造成 GBM 损伤和断裂。20 世纪 60～90 年代体液免疫一直是本病发病机制研究的重点，在 I 型和 II 型 RPGN 也都证实了体液免疫的主导作用。

2.细胞免疫

体液免疫的特征是免疫复合物的存在。1979 年 Stilmant 和 Couser 等报道了 16 例原发性 RPGN 患者的肾小球并无免疫沉积物，对体液免疫在这些患者中的致病作用提出了质疑。而后，1988 年 Couser 对 RPGN 进行疾病分型时，直接提出第 3 种类型，即"肾小球无抗体沉积型"，它的发病机制可能与细胞免疫或小血管炎相关。1999 年 Cunningham 在 15 例 III 型患者肾活检标本的肾小球中，观察到活化的 T 细胞、单核-巨噬细胞和组织因子的存在，获得了细胞免疫在本型肾炎发病中起重要作用的证据。由 T 细胞介导的细胞免疫主要通过细胞毒性 T 细胞（$CD4^-$，$CD8^+$）的直接杀伤作用和迟发型超敏反应 T 细胞（$CD4^+$，$CD8^-$）释放各种细胞因子、活化单核-巨噬细胞的作用，导致毛细血管壁损伤。

3.炎症细胞

中性粒细胞可通过补体系统活性成分（C_{3a}、C_{5a}）的化学趋化作用、F_C受体及C_{3b}受体介导的免疫黏附作用及毛细血管内皮细胞损伤释放的细胞因子（如白细胞黏附因子），而趋化到并聚集于毛细血管壁受损处，释放蛋白溶解酶、活性氧和炎性介质损伤毛细血管壁。

新月体内有大量的单核-巨噬细胞，其浸润与化学趋化因子、黏附因子及骨桥蛋白相关。巨噬细胞既是免疫效应细胞也是炎症效应细胞。它可通过自身杀伤作用破坏毛细血管壁，也可通过产生大量活性氧、蛋白溶解酶及分泌细胞因子而损伤毛细血管壁；它还能刺激壁层上皮细胞增生及纤维蛋白沉积，从而促进新月体形成。

4.炎性介质

在本病中 T 细胞、单核-巨噬细胞、中性粒细胞、肾小球系膜细胞、上皮细胞及内皮细胞均可释放各自的炎性介质，它们在 RPGN 的发病中起着重要作用。已涉及本病的炎症介质包括补体成分（C_{3a}、C_{5a}、膜攻击复合体 C_{5b-9} 等）、白细胞介素（IL-1，IL-2，IL-4，IL-6，IL-8）、生长因子[转化生长因子（TGFβ）、血小板源生长因子（PDGF）、成纤维细胞生长因子（FGF）等]、肿瘤坏死因子（TNFα）、干扰素（IFN-β，IFN-γ）、细胞黏附分子（细胞间黏附分子 ICAM、血管细胞黏附分子 VCAM）及趋化因子、活性氧[超氧阴离子（O_2^-）、过氧化氢（H_2O_2）、羟自由基（HO^-）]、次卤酸如次氯酸（HOCl）、一氧化氮（NO）、花生四烯酸环氧化酶代谢产物（PGE_2、前列腺素 F_2、PGI_2 及血栓素 TXA_2）和酯氧化酶代谢产物（白三烯 LTC4、LTD4）及血小板活化因子（PAF）等。炎性介质具有网络性、多效性和多源性的特点，作用时间短且局限，多通过相应受体发挥致病效应。

综上所述，在 RPGN 的发病机制中，致肾小球毛细血管壁损伤（GBM 断裂）的过程，既有免疫机制（包括细胞免疫及体液免疫）也有炎性机制参与。今后继续对各种炎性介质的致病作用进行深入研究，将有助于从分子水平阐明本病发病机制，也能为本病治疗提供新的思路和线索。

（二）发病机制研究的进展

近年，RPGN 发病机制的研究有很大进展，本文将着重对抗 GBM 抗体及 ANCA 致病机制的某些研究进展作一简单介绍。

1.抗肾小球基底膜抗体新月体肾炎

（1）抗原位点：GBM 与肺泡基底膜中的胶原Ⅳ分子，由 α3、α4 和 α5 链构成，呈 3 股螺旋排列,其终端膨大呈球形非胶原区(NC1 区),两个胶原Ⅳ分子的终端球形非胶原区头对头地相互交联形成六聚体结构。原来已知抗 GBM 抗体的靶抗原为胶原Ⅳ α3 链的 NC1 区,即 α3(Ⅳ)NC1,它有两个抗原决定簇,被称为 E_A 及 E_B;而近年发现胶原Ⅳ α5 链的 NC1 区,即 α5(Ⅳ)NC1,也是抗 GBM 抗体的靶抗原,同样可以引起抗 GBM 病。

在正常的六聚体结构中,两个头对头交联的 α3(Ⅳ)NC1 形成双聚体,抗原决定簇隐藏其中不暴露,故不会诱发抗 GBM 抗体。在某些外界因素作用下(如震波碎石,呼吸道吸入烃、有机溶剂或香烟),此双聚体被解离成单体,隐藏的抗原决定簇暴露,即可诱发自身免疫形成抗 GBM 抗体。

(2)抗体滴度与抗体亲和力:抗 GBM 抗体主要为 IgG1 亚型(91%),其次为 IgG4 亚型(73%),IgG4 亚型并不能从经典或旁路途径激活补体,因此在本病中的致病效应尚不清楚。北京大学第一医院进行的研究已显示,抗 GBM 抗体亲和力和滴度与疾病病情及预后密切相关。2005 年他们报道抗 GBM 抗体亲和力与肾小球新月体数量相关,抗体亲和力越高,含新月体的肾小球就越多,肾损害越重。2009 年他们又报道,循环中抗 E_A 和/或 E_B 抗体滴度与疾病严重度和疾病最终结局相关,抗体滴度高的患者,诊断时的血清肌酐水平及少尿发生率高,最终进入终末肾衰竭或死亡者多。此外,北京大学第一医院还在少数正常人的血清中检测出 GBM 抗体,但此天然抗体的亲和力和滴度均低,且主要为 IgG2 亚型及 IgG4 亚型,这种天然抗体与致病抗体之间的关系值得深入研究。

(3)细胞免疫:动物实验模型研究已显示,在缺乏抗 GBM 抗体的条件下,将致敏的 T 细胞注射到小鼠或大鼠体内,小鼠或大鼠均会出现无免疫球蛋白沉积的新月体肾炎。α3(Ⅳ)NC1 中的多肽序列——pCol(28～40)多肽,或与 pCol(28-40)多肽序列类似的细菌多肽片段均能使 T 细胞致敏。

动物实验还显示,CD4$^+$ T 细胞,特别是 Th1 和 Th17 细胞,是致新月体肾炎的重要反应细胞;近年,CD8$^+$ T 细胞也被证实为另一个重要反应细胞,给 Wistar-Kyoto 大鼠腹腔注射抗 CD8 单克隆抗体能有效地预防和治疗抗 GBM 病,减少肾小球内抗 GBM 抗体沉积及新月体形成。对抗 GBM 病患者的研究还显示,CD4$^+$ 和 CD25$^+$ 调节 T 细胞能在疾病头 3 个月内出现,从而抑制 CD4$^+$ T 细胞及 CD8$^+$ T 细胞的致病效应。

(4)遗传因素:对抗 GBM 病遗传背景的研究已显示,本病与主要组织相容性复合物(MHC)Ⅱ类分子基因具有很强的正性或负性联系。1997 年 Fisher 等在西方人群中已发现 *HLA-DRB1* *15 及 *HLA-DRB1* *04 基因与抗 GBM 病易感性密切相关,近年,日本及中国人群的研究也获得了同样结论。而 HLA-$DRB1^*0701$ 及 HLA-$DRB1^*0101$ 基因却与抗 GBM 病易感性呈负性相关。

2.抗中性粒细胞胞质抗体相关性新月体肾炎

(1)抗体作用:近年对 ANCA 的产生及其致病机制有了较清楚的了解。感染释放的肿瘤坏死因子α(TNF-α)及白细胞介素 1(IL-1)等前炎症细胞因子,能激发中性粒细胞使其胞质内的髓过氧化物酶(MPO)及蛋白酶 3(PR3)转移至胞膜,刺激 ANCA 产生。ANCA 的 $(Fab)_2$ 段与细胞膜表面表达的靶抗原结合,而 Fc 段又与其他中性粒细胞表面的 Fc 受体结合,致使中性粒细胞激活。激活的中性粒细胞能高表达黏附分子,促其黏附于血管内皮细胞,还能释放活性氧及蛋白酶(包括 PR3),损伤内皮细胞,导致血管炎发生。

(2)补体作用:补体系统在本病中的作用近来才被阐明。现已知中性粒细胞活化过程中释放的某些物质,能促进旁路途径的 C_3 转化酶 $C_{3b}Bb$ 形成,从而激活补体系统,形成膜攻击复合体 C_{5b-9},杀伤血管内皮细胞;而且,补体活化产物 C_{3a} 和 C_{5a} 还能趋化更多的中性粒细胞聚集到炎症局部,进一步扩大炎症效应。

(3)遗传因素:对 ANCA 相关小血管炎候选基因的研究很活跃。对 MHC Ⅱ 类分子基因的研究显示,HLA-$DPBA^*0401$ 与肉芽肿多血管炎(原称韦格纳肉芽肿)易感性强相关,而 HLA-$DR4$ 及 HLA-$DR6$ 与各种 ANCA 相关小血管炎的易感性均相关。

此外,还发现不少基因与 ANCA 相关小血管炎易感性相关,这些基因编码的蛋白能参与免疫及炎症反应,如 $CTLA4$(其编码蛋白能抑制 T 细胞功能)、$PTPN22$(其编码蛋白具有活化B细胞功能)、IL-$2RA$(此基因编码高亲和力的白细胞介素-2 受体)、$AAT\ Z$ 等位基因(α-抗胰蛋白酶能抑制 PR3 活性,减轻 PR3 所致内皮损伤。编码 α-抗胰蛋白酶的基因具有高度多态性,其中 $AAT\ Z$ 等位基因编码的 α-抗胰蛋白酶活性低,抑制 PR3 能力弱)。

总之,对 RPGN 发病机制的研究,尤其在免疫反应及遗传基因方面的研究,进展很快,应该密切关注。

三、急进性肾炎的治疗

(一)治疗现状

随着发病机制研究的深入和治疗手段的进步,RPGN 的短期预后较以往已有明显改善。Ⅰ型RPGN患者的 1 年存活率已达 70%~80%,而出现严重肾功能损害的Ⅲ型 RPGN 患者 1 年缓解率可达 57%,已进行透析治疗的患者 44%可脱离透析。但要获得长期预后的改善,还需要进行更多研究。

由于本病是免疫介导性炎症疾病,所以主要治疗仍是免疫抑制治疗。临床治疗分为诱导缓解治疗和维持缓解治疗两个阶段,前者又包括强化治疗(如血浆置换治疗、免疫吸附治疗及甲泼尼龙冲击治疗等)及基础治疗(糖皮质激素、环磷酰胺或其他免疫抑制剂治疗)。

(二)各型急进性肾炎的治疗方案

1.抗肾小球基底膜型(Ⅰ型)急进性肾炎

由于本病相对少见,且发病急、病情重、进展快,因此很难进行前瞻性随机对照临床试验,目前的治疗方法主要来自小样本的治疗经验总结。此病的主要治疗为血浆置换(或免疫吸附)、糖皮质激素(包括大剂量甲泼尼龙冲击及泼尼松口服治疗)及免疫抑制剂(首选环磷酰胺)治疗,以迅速清除体内致病抗体和炎性介质,并阻止致病抗体再合成。

2012 年 KDIGO 制订的《肾小球肾炎临床实践指南》对于抗 GBM 型 RPGN 推荐的治疗意见及建议如下。

(1)推荐:除就诊时已依赖透析及肾活检示 100%新月体的患者外,所有抗 GBM 型 RPGN 患者均应接受血浆置换、环磷酰胺和糖皮质激素治疗(证据强度 1B)。临床资料显示,就诊时已依赖透析及肾活检示 85%～100%肾小球新月体的患者上述治疗已不可能恢复肾功能,而往往需要长期维持性肾脏替代治疗。

建议:本病一旦确诊就应立即开始治疗。甚至高度怀疑本病在等待确诊期间,即应开始大剂量糖皮质激素及血浆置换治疗(无证据等级)。

(2)推荐:抗 GBM 新月体肾炎不用免疫抑制剂做维持治疗(1C)。

药物及血浆置换的具体应用方案如下。

糖皮质激素。第 0～2 周:甲泼尼龙 500～1 000 mg/d 连续 3 天静脉滴注,此后口服泼尼松 1 mg/(kg·d),最大剂量 80 mg/d(国内最大剂量常为 60 mg/d)。第 2～4 周:0.6 mg/(kg·d);第 4～8 周:0.4 mg/(kg·d);第 8～10 周:30 mg/d;第 10～11 周:25 mg/d;第 11～12 周:20 mg/d;第 12～13 周:17.5 mg/d;第 13～14 周:15 mg/d;第 14～15 周:12.5 mg/d;第 15～16 周:10 mg/d;第 16 周:标准体重<70 kg 者为 7.5 mg/d,标准体重≥70 kg 者为 10 mg/d,服用 6 个月后停药。

环磷酰胺:2 mg/(kg·d)口服,3 个月。

血浆置换:每天用 5%人血清蛋白置换患者血浆 4 L,共 14 天,或直至抗 GBM 抗体转阴。对有肺出血或近期进行手术(包括肾活检)的患者,可在置换结束时给予 150～300 mL 新鲜冰冻血浆。有学者认为,可根据病情调整血浆置换量(如每次 2 L)、置换频度(如隔天 1 次)及置换液(如用较多的新鲜冰冻血浆)。有条件时,还可以应用免疫吸附治疗。此外,国内不少单位应用双重血浆置换,它也能有效清除抗 GBM 抗体,在血浆清蛋白及新鲜冰冻血浆缺乏时也可考虑应用。队列对照研究表明,用血浆置换联合激素及免疫抑制剂治疗能提高患者存活率。

英国(71 例,2001 年报道)和中国(176 例,2011 年报道)两个较大样本的回顾性研究显示,早期确诊、早期治疗是提高疗效的关键。影响预后的因素有抗 GBM 抗体水平、血肌酐水平及是否出现少尿或无尿等。

2.寡免疫复合物型(Ⅲ型)急进性肾炎

近 10 余年来,许多前瞻性多中心的随机对照临床研究已对本病的治疗积累了宝贵经验,本病治疗分为诱导缓解治疗和维持缓解治疗两个阶段。2012 年 KDIGO 制定的《肾小球肾炎临床实践指南》对于 ANCA 相关性 RPGN 治疗的推荐意见及建议如下。

(1)诱导期治疗。推荐:①用环磷酰胺及糖皮质激素作为初始治疗(证据强度 1A)。②环磷酰胺禁忌的患者,可改为利妥昔单抗及糖皮质激素治疗(证据强度 1B)。③对已进行透析或血肌酐上升迅速的患者,需同时进行血浆置换治疗(证据强度 1C)。建议:①对出现弥漫肺泡出血的患者,宜同时进行血浆置换治疗(证据强度 2C)。②ANCA 小血管炎与抗 GBM 肾小球肾炎并存时,宜同时进行血浆置换治疗(证据强度 2D)。

药物及血浆置换的具体应用方案如下。

环磷酰胺:①静脉滴注方案为 0.75 g/m^2,每 3~4 周静脉滴注 1 次;年龄>60 岁或肾小球滤过率<20 mL/(min·1.73 m²)的患者,减量为 0.5 g/m^2。②口服方案为 1.5~2 mg/(kg·d),年龄>60 岁或肾小球滤过率<20 mL/(min·1.73 m²)的患者,应减少剂量。应用环磷酰胺治疗时,均需维持外周血白细胞计数>3×10^9/L。

糖皮质激素:甲泼尼龙 500 mg/d,连续 3 天静脉滴注;泼尼松 1 mg/(kg·d)口服,最大剂量60 mg/d,连续服用 4 周。3~4 个月内逐渐减量。

血浆置换:每次置换血浆量为 60 mL/kg,两周内置换 7 次;如有弥漫性肺出血则每天置换1 次,出血停止后改为隔天置换 1 次,总共 7~10 次;如果合并抗 GBM 抗体则每天置换 1 次,共 14 次或至抗 GBM 抗体转阴。

已有几个随机对照临床试验比较了利妥昔单抗与环磷酰胺治疗 ANCA 相关小血管炎的疗效及不良反应,两药均与糖皮质激素联合应用,所获结果相似,而利妥昔单抗费用昂贵。

当患者不能耐受环磷酰胺时,吗替麦考酚酯是一个备选的药物。小样本前瞻队列研究(17例)和随机对照研究(35例)显示,吗替麦考酚酯在诱导 ANCA 相关小血管炎缓解上与环磷酰胺疗效相近。

(2)维持期治疗:对诱导治疗后病情已缓解的患者,推荐进行维持治疗,建议至少治疗 18 个月;对于已经依赖透析的患者或无肾外疾病表现的患者,不做维持治疗。

维持治疗的药物如下:①推荐硫唑嘌呤 1～2 mg/(kg·d)口服(证据强度1B);②对硫唑嘌呤过敏或不耐受的患者,建议改用吗替麦考酚酯口服,剂量用至1 g 每天 2 次(证据强度 2C)(国内常用剂量为0.5 g,每天 2 次);③对前两药均不耐受且肾小球滤过率≥60 mL/(min·1.73 m²)的患者,建议用甲氨蝶呤治疗,口服剂量为每周 0.3 mg/kg,最大剂量为每周 25 mg(证据强度 1C)。④有上呼吸道疾病的患者,建议辅以复方甲硝唑口服治疗(证据强度2B)。⑤不推荐用依那西普(为肿瘤坏死因子 α 拮抗剂)做辅助治疗(证据强度1A)。

除上述指南推荐及建议药物外,临床上还有用他克莫司或来氟米特进行维持治疗的报道。

ANCA 小血管炎有较高的复发率,有报道其 1 年复发率为 34%,5 年复发率为 70%。维持期治疗是为了减少疾病的复发,但是目前的维持治疗方案是否确能达到上述目的仍缺乏充足证据,而且长期维持性治疗是否会潜在地增加肿瘤及感染的风险也需要关注。已经启动的为期4年的 REMAIN 研究有可能为此提供新的循证证据。

3.免疫复合物型(Ⅱ型)急进性肾炎

Ⅱ型 RPGN(如 IgA 肾病新月体肾炎)可参照Ⅲ型 RPGN 的治疗方案进行治疗,即用甲泼尼龙冲击做强化治疗,并以口服泼尼松及环磷酰胺做基础治疗。对环磷酰胺不耐受者,也可以考虑换用其他免疫抑制剂。

总之,在治疗 RPGN 时,一定要根据疾病类型及患者具体情况(年龄、体表面积、有无相对禁忌证等)来制订个体化治疗方案,而且在实施治疗过程中还要根据病情变化实时调整方案。另外,一定要熟悉并密切监测各种药物及治疗措施的不良反应,尤其要警惕各种病原体导致的严重感染,避免盲目"过度治疗"。最后,对已发生急性肾衰竭的患者,要及时进行血液净化治疗,以维持机体内环境平衡,赢得治疗时间。

第四节　慢性肾小球肾炎

慢性肾小球肾炎简称慢性肾炎(CGN),指尿蛋白、血尿、高血压、水肿为基本临床特点的一组肾小球疾病。起病方式各有不同,病理类型及病程不一,临床表现多样化。大部分患者病情隐匿迁延,病变缓慢进展,可有不同程度的肾功能损害,最终将发展为慢性肾衰竭。部分患者病变可呈急性加重和进展。由于本组疾病的病理类型及病期不同,主要临床表现各不相同,疾病表现呈多样化,治疗较困难,预后也相对较差。

一、慢性肾小球肾炎的病因、病机与临床表现

(一)病因、病机

1.发病原因

慢性肾炎是一组多病因的慢性肾小球病变为主的肾小球疾病,大多数患者的病因不十分明确。但经临床免疫病理和实验室的资料说明,慢性肾炎的发病原因与免疫机制关系密切,与链球菌感染无明确关系,15%～20%是从急性肾小球肾炎转变而来,大部分慢性肾炎患者无急性肾炎病史,可能是由于各种细菌、病毒、原虫、感染等因素通过免疫机制、炎症介质因子及非免疫机制等引起本病,而并非直接的免疫反应病因。感染因素及其后的刺激导致免疫复合物在肾小球内沉积,提示体液免疫反应是慢性肾小球肾炎损伤的主要原因。单核-巨噬细胞在诱发疾病中具有重要作用。

2.病理机制

(1)免疫机制的反应:主要发生在肾小球内,有较多的组织损伤介质被激活,有生长因子及补体产生趋化因子,引起白细胞募集。C_{5b-9}对肾小球细胞的攻击,使纤维素沉积,甚至形成新月体。炎症介质的刺激使肾炎进入慢性期,随着许多氧化物及蛋白酶的产生,发生细胞增殖,表型转化,细胞外基质积聚,引起肾小球硬化和永久性肾功能损害。

(2)非免疫机制的参与:主要参与肾小球肾炎的慢性进展,如有效过滤面积减少,残余肾小球滤过率升高,肾缺血,各种因子细胞释放,以及肾小管中蛋白质成分增高造成的毒性作用,均可加重肾小球硬化和慢性肾间质纤维化。

(3)慢性肾炎的病理特点:是由两侧肾脏弥漫性肾小球病变和多种病理类型

引起的,因长期的反复发作,呈慢性肾炎过程,肾小球毛细血管逐渐破坏,纤维组织增生,肾小球纤维化,淋巴细胞浸润,玻璃样变,随之可导致肾小管肾间质继发性病变。后期肾皮质变薄,肾脏体积缩小,形成终末期固缩肾。在肾硬化的肾小球间有时可见肥大的肾小球。病理类型可见几种:系膜增生性肾炎、膜性肾病、系膜毛细血管性肾炎、局灶性节段性肾小球硬化、增生硬化型肾小球肾炎。

(二)临床表现

慢性肾炎可发生于任何年龄和性别,多数起病缓慢隐匿,临床以蛋白尿、血尿、高血压、水肿为基本特征,常有不同程度的肾功能损害。由于各种因素影响,病情时轻时重,反复发作,逐渐地发展为慢性肾衰竭。

发病初、早期,患者可表现乏力、劳倦、腰部隐痛、刺痛,或困重、食欲减退,水肿可有可无,有水肿也不严重,部分患者可无明显的临床症状。尿检验蛋白尿持续存在,通常在非肾病综合征范围,并有不同程度的肾小球源性血尿及管型,多呈镜下血尿,肉眼血尿少见。血压可正常或轻度升高。肾功能正常或轻度损伤,肌酐清除率下降,或轻度氮质血症表现,可持续数年或数十年。肾功能逐渐恶化并出现相应的临床表现,如贫血、血压升高、酸中毒等,最终进展为尿毒症。

有部分慢性肾炎患者,可以高血压为突出或首先发现,特别是舒张压持续性中等以上的程度上升,可有眼底出血、渗血,甚则视盘水肿。如果未有控制使血压持续稳定,肾功能恶化较快。未经治疗,多数患者肾功能呈慢性渐进性损害,预后较差。当患者因感染、过度疲劳、精神压力过大,或使用肾毒性药物等因素,常可使病情呈急性发作或急骤恶化,经及时治疗或驱除病因后病情可有一定程度的缓解,但也可能因此而进入不可逆的肾衰竭。肾功能损害程度和发展快慢主要与病理类型相关,同时也与合理治疗和认真的调护等因素关系密切。

二、慢性肾小球肾炎的分类与辅助检查

(一)分类

慢性肾炎临床表现多样,个体差异较大,中青年发病率高,易误诊。有蛋白尿(一般在 $1 \sim 3$ g/24 h)、血尿、管型尿、水肿及高血压,以及病史 1 年以上者,无论有无肾损害,均应考虑此病。在除外继发性肾小球肾炎及遗传性肾小球肾病后,临床上可诊断为慢性肾炎。根据临床表现分为以下 5 型。

1.普通型

该类型较为常见,病程迁延,病情相对稳定,多表现为轻度至中度水肿,高血压和肾功能损害。尿蛋白定性(＋)～(＋＋＋),镜下呈肾小球源性血尿和管型

尿等。病理改变以 IgA 肾病、非 IgA 系膜增生性肾炎即局灶系膜增生性较常见，也可见于局灶性节段性肾小球硬化早期和膜增生性肾炎等。

2.肾病性大量蛋白尿型

除具有普通型的表现外，部分患者可表现肾病性大量蛋白尿，病理分型以微小病变型肾病、膜增生性肾炎、局灶性肾小球硬化等多见。

3.高血压型

除上述表现外，以持续性中度血压增高为主，特别是舒张压持续增高，常伴有眼底视网膜动脉细窄、迂曲和动静脉交叉压迫现象，少数可有絮状物或出血，病理常以局灶节段性肾小球硬化和弥漫性增生为多见，或晚期多有肾小球硬化表现。

4.混合型

临床上既有肾病型表现，同时又有高血压型表现，多伴有不同程度肾功能减退征象，病理改变可为局灶节段性肾小球硬化和晚期弥漫性增生性肾小球肾炎等。

5.急性发作型

在病情相对稳定或持续进展过程中，由于各种微生物感染、过度疲劳或精神打击等因素，经过较短的潜伏期（一般 2～7 天）后，而出现类似急性肾炎的临床表现，经治疗和休息等调治后，可恢复原先水平，或病情恶化逐渐发展至尿毒症，或者是反复发作多次后，肾功能急剧减退而出现尿毒症一系列临床表现。病理改变为弥漫性增生，肾小球硬化基础上出现新月体和/或明显间质性肾炎。

（二）辅助检查

1.尿液检查

尿异常是慢性肾炎的基本特点和标志，蛋白尿是诊断慢性肾炎的主要依据。尿蛋白一般在 1～3 g/24 h，尿沉渣可见颗粒管型和透明管型，多数可有肾小球源性镜下血尿，少数患者可有间发性肉眼血尿。

2.肾功能检查

多数慢性肾炎患者可有不同程度的 GFR 下降，早期表现为肌酐清除率下降，其后血肌酐、尿素氮升高，可伴不同程度的肾小管功能减退，如近端肾小管尿浓缩功能减退和/或近端肾小管重吸收功能下降。

3.影像学检查

B 超检查早期可显示肾实质回声粗乱，晚期可有肾体积缩小等改变。

4.病理检查

肾活检有助于明确诊断,如无特殊禁忌证和有条件的医院,应强调所有慢性肾炎患者进行肾活检,肾活检有助于与继发性肾小球疾病的鉴别诊断。另外,可以明确肾小球病变的组织学类型和病理损害程度及活动性,从而指导合理的治疗,延缓慢性肾损害的进展。

三、慢性肾小球肾炎的鉴别诊断与诊断标准

(一)鉴别诊断

1.继发性肾小球疾病

如狼疮性肾炎、过敏性紫癜性肾炎、乙型肝炎相关性肾损害,以上可依据相应的系统表现及特异性实验室检查进行鉴别。

2.遗传性肾病

Alport综合征常起病于青少年儿童,多在10岁之前起病,患者有眼(圆锥形或球形晶状体)、耳(神经性耳聋)、肾形态异常,并有阳性家族史(多为性连锁显性遗传、常染色体显性遗传及常染色体隐性遗传)。

3.其他原发性肾小球疾病

(1)隐匿性肾小球肾炎:主要表现为无症状性血尿和/或蛋白尿,无水肿、高血压和肾功能减退。

(2)感染后急性肾炎:有前驱感染,以急性发作起病的慢性肾炎需与此病鉴别,二者的潜伏期不同,血清 C_3 的动态变化有助于鉴别。另外,疾病的转归不同,慢性肾炎无自愈倾向,呈慢性进展,可资鉴别。

4.原发性高血压肾损害

先有较长期的高血压,然后出现肾损害,临床上近端肾小管功能损伤较肾小球功能损伤早,尿改变轻微,仅少量蛋白尿,常有高血压的其他靶器官并发症。

(二)诊断标准

(1)起病缓慢,病情迁延,临床表现可轻可重,或时轻时重,随着病情发展,可有肾功能减退、贫血、电解质紊乱等情况出现。

(2)可有水肿、高血压、蛋白尿、血尿及管型尿等表现中的一种或数种,临床表现多种多样,有时伴有肾病综合征或重度高血压。

(3)病程中可有急性发作,常因呼吸道及其他感染诱发,发作时有时类似急性肾炎的表现,有些病例可自动缓解,有些病例则出现病情加重。

四、慢性肾小球肾炎的治疗

慢性肾小球肾炎早期应该针对病理类型给予治疗,抑制免疫介导炎症,抑制细胞增生,减轻肾脏硬化;并应以防止或延缓肾功能进行性损害及恶化;以改善临床症状及防治并发症为主要目的。强调综合整体调治,可采取下列综合措施。

(一)一般治疗

1.动静结合,以静和休息为主

避免劳累及精神压力过大。因上列因素可加重肾功能负荷,加重高血压、水肿和尿检异常,故动静结合在治疗恢复过程中非常重要。

2.饮食调节

(1)蛋白质的摄入:慢性肾炎患者应根据肾功能减退程度决定蛋白质的入量。轻度肾功能减退者,蛋白食入量应为 0.6 g/(kg·d),以优质蛋白为主,适当辅以 α-酮酸或必需氨基酸,可适当增加碳水化合物的摄入,以满足机体能量需要,防止负氮平衡。如患者肾功能正常,可适当放宽蛋白入量,一般不易超过 1.0 g/(kg·d),以免加重肾小球高滤过等所致的肾小球硬化。慢性肾炎、肾功能损害患者,如长期限制蛋白质入量,势必导致必需氨基酸的缺乏。因此,补充 α-酮酸是必要的。α-酮酸含有多种必需氨基酸,摄入后经过转氨基作用形成相应的氨基酸,可使机体既获取必需氨基酸,减少了不必要的氨基,还提供了一定量的钙。对肾性高磷酸盐血症和继发性甲状旁腺功能亢进起到良好的作用。

(2)盐的摄入:有高血压和水肿的慢性肾炎,盐的摄入一般控制在 3 g/d 以下。

(3)脂肪的摄入:高脂血症是促进肾脏病变加重的独立的危险因素,尤其是慢性肾炎大量蛋白尿的患者脂质代谢紊乱而出现的高脂血症。应限制脂肪摄入,限制含有大量饱和酸和脂肪酸的动物脂肪更为重要。

(二)药物治疗

1.积极控制高血压

高血压是加速肾小球硬化,促进肾功能恶化的重要危险因素,为此积极控制高血压是十分重要的环节。控制高血压可防止肾功能减退,或使已经受损的肾功能有所改善,并可防止心血管的合并症,改善近期预后,具体治疗原则如下。

(1)力争达到目标值,如尿蛋白<1 g/d 的患者,血压控制在 17.3/10.7 kPa (130/80 mmHg)左右;如尿蛋白≥1.0 g/d的患者,血压应控制在 16.7 kPa/10.0 kPa (125/75 mmHg)以下水平。

（2）降压速度不能过低、过快，应使血压平稳下降。

（3）先以一种药物小剂量开始，必要时联合用药，直至血压控制满意。

（4）优选具有肾保护作用、能减缓肾功能恶化的降压药物。

（5）降压药物的选择：首选血管紧张素转换酶抑制剂（ACEI）、血管紧张素Ⅱ受体阻滞剂（ARB）；其次选择长效钙通道阻滞剂（CCB）、β受体阻滞剂、血管扩张剂、利尿剂等。由于 ACEI 与 ARB 除具有降压作用外，还能减少尿蛋白和延缓肾功能恶化，保护肾的功能效应，应优先选用。

在肾功能不全患者应用 ACEI 或 ARB 时，应注意防止高血钾和血肌酐升高发生。但血肌酐＞264 μmol/L时，务必在严密检测下谨慎应用，尤其注意监测肾功能和血钾。

2.严密控制蛋白尿

蛋白尿是慢性肾损害进程中独立危险因素，是肾功能渐进性恶化不利条件，控制蛋白尿可延缓疾病的进展。尿蛋白导致肾损害的机制有以下几点。

（1）导致肾小管上皮细胞重吸收蛋白过多而致细胞溶酶体破裂，释放溶酶体酶和补体引起组织损伤。

（2）肾小管上皮细胞摄取过多的清蛋白和脂肪酸，导致脂质合成和释放，引起细胞浸润，并释放组织因子造成组织损伤。

（3）肾小管本身产生的 Tamm-Horsfall 蛋白与滤液中蛋白相互作用阻塞肾小管。

（4）尿中补体成分增加，特别是 C_{5b-9} 膜攻击复合物激活近曲小管上皮的补体替代途径。

（5）肾小管蛋白质产氨增多，以及活化的氨基化 C_3 的相应产生。

（6）尿中转铁蛋白释放铁离子，产生游离氢氧根离子损伤肾小管。

以上因素导致肾小管分泌内皮素引起间质缺氧，产生致纤维因子。

控制蛋白尿药物的选择：ACEI 与 ARB 具有降低尿蛋白的作用，这种减少尿蛋白的作用并不依赖其降压的作用。因此，对于非肾病综合征范围内的蛋白尿可使用 ACEI 和/或 ARB 控制蛋白尿治疗。因用这类药物减少蛋白尿与剂量相关，所以其用药剂量，常需要高于降压所需剂量，但应预防低血压的发生。如选用依那普利 20～30 mg/d 和/或氯沙坦 100～150 mg/d，才可发挥较好的降低蛋白尿和肾脏保护作用。

3.糖皮质激素和细胞毒类药物的应用

由于慢性肾炎是因多种因素引起的综合征表现，其病因、病理类型、病情变化和临床表现、肾功能损害程度等差异很大,故是否应用糖皮质激素、细胞毒类药物,应根据临床表现和病理类型的不同,综合分析,再确立是否应用。

(1)有大量蛋白尿伴或不伴肾功能轻度损害者,可考虑应用糖皮质激素,一般应用泼尼松1 mg/(kg·d),治疗过程中严密观察血压和肾功能,一旦有肾功能损害应酌情撤减。

(2)肾功能进行性减退者,不宜继续使用常规的口服糖皮质激素治疗。

(3)根据病理检查结果应用:如果病理检查结果以活动性病变为主,伴有细胞增生、炎症细胞浸润、大量蛋白尿等,则应用激素及细胞毒类积极治疗。如泼尼松 1 mg/(kg·d),环磷酰胺2 mg/(kg·d)。若病理检查结果为慢性病变为主(肾小管萎缩、间质纤维化),则不考虑糖皮质激素等免疫抑制剂治疗。如果病理检查结果表现为活动性病变和慢性病变并存,肾功能已有轻度损害(肌酐<256 μmol/L),伴有大量蛋白尿,这类患者也可考虑糖皮质激素与细胞毒类药物的治疗(剂量同上),并可加用雷公藤总苷 60 mg/d,分 3 次服用。需密切观察肾功能的变化。

4.抗凝和血小板解聚药物治疗

抗凝药和血小板解聚药有一定的稳定肾功能、减轻肾脏病理损伤、延缓肾病进展的作用。即使无高凝状态和各种病理类型表现者,也可常规较长时间的配合激素及细胞毒类,或单独应用此类药物。常用药物如下。

(1)低分子肝素:该药的抗凝活性在于与抗凝血酶Ⅲ的结合后肝素链上的五聚糖抑制剂凝血酶和凝血因子Ⅹa,结果抗栓效果优于抗凝作用,生物利用度高,出血倾向少,半衰期比普通肝素长 2～4 倍,常用剂量为 5 000 U/d,腹壁皮下注射或静脉滴注,一般 7～10 天为 1 个疗程。根据临床表现和检验凝血系列,无出血倾向者,可连续应用 2～3 个疗程。

(2)双嘧达莫:此为血小板解聚药,用量为 200～300 mg/d,分 3 次口服,每月为 1 个疗程,可连续服用3～6 个月。

(3)阿司匹林:50～150 mg/d,每天 1 次,无出血倾向者可连续服用 6 个月以上。

(4)盐酸噻氯匹定(抵克立得)250～500 mg/d;西洛他唑 50～200 mg/d。

(5)华法林:4～20 mg/d,分 2 次服用,根据凝血酶原时间以 1 mg 为阶梯调整剂量。药物使用期间应定期检验凝血酶原时间(至少 3～4 周 1 次),防止出血,应严密观察。

以上的抗凝、溶栓、解聚血小板、扩张血管的中药和西药制剂,在应用时可选择1～4种,应注意有出血倾向者,或有过敏等不良反应者忌用或慎用,并要随时观察凝血酶时间。

5.降脂药物治疗

肾病并发脂质代谢紊乱,可加重肾功能的损害,并引起细胞凋亡,导致组织损伤。因此,当肾病并发脂质异常时,特别是低密度脂蛋白异常,应引起重视进而调节。他汀类药物不仅可以降血脂,更重要的是可以与肾脏纤维化有关分子的活性可逆性抑制系膜细胞、平滑肌细胞和小管上皮细胞对胰岛素样生长因子(PDGF)的增生反应;抑制单核细胞化学趋化蛋白和黏附因子的产生,减轻肾组织的损伤和纤维化。

6.避免加重肾损害的因素

在慢性肾炎的治疗恢复过程中,应积极预防感染、低血容量、腹水、水、电解质和酸碱平衡紊乱。避免过度劳累、妊娠和应用肾毒性药物,解除心理压力,如有血尿酸升高应积极治疗等。

第四章

继发性肾小球疾病

第一节 乙型肝炎相关性肾炎

乙型肝炎相关性肾炎是乙型肝炎病毒(HBV)引发的肾损害。HBV 感染可引起多种多样肝外病变,肾小球肾炎是常发生在 HBV 感染患者一种疾病,而乙型肝炎相关性肾炎也是常见的肾炎之一。乙型肝炎相关性肾炎是 HBV 直接或间接与机体产生相应的免疫反应而引起的肾脏疾病。按病理分类:乙型肝炎相关性肾炎以膜性肾炎及膜增殖性肾炎多见,它是由 HBV 抗原所形成的免疫复合物沉积于肾小球所致的肾炎,乙型肝炎相关性肾炎多青睐于儿童和青少年。

一、病因、病机

乙型肝炎患者或 HBV 携带者并发肾脏损害的原因及发病机制尚未完全清楚。可能与 HBV 抗原复合物沉积于肾小球引起的免疫损伤,病毒直接感染肾脏细胞,HBV 感染导致自身免疫致病有关。由于儿童和青少年抗 HBe 反应不完善,可能是感染肾炎的主要原因。

(一)发病原因与病理机制

1.HBV 循环免疫复合物沉积

所谓循环免疫复合物,就是 HBV 的抗原(HBsAg、HBeAg、HBcAg)和相应的抗体结合,如 HBsAg 和 HBs 结合,成为一个"抗原-抗体结合物",在血液循环中游动,当这种循环免疫复合物沉落并滞留到肾小球或肾小管上而堆积,最终可引起肾脏病变。

2.HBV 直接感染肾脏细胞

HBV 的嗜肝性并不十分严格,除了肝脏外,HBV 还可以感染其他部位,如肾、胰、皮肤、胆管上皮、骨髓及其外周单个核细胞等。HBV 进入人体后,一路直接侵犯肝脏,另一路直接侵犯肾脏,在肾脏复制,引起肾脏病变,发生肾炎。也可能是 HBV 激发细胞免疫,参与肾脏病变的发生。

3.HBV 感染导致机体免疫功能失调而致病

并不是所有 HBV 感染者都会发生肾脏病变,因此 HBV 相关性肾炎的发生还与免疫功能失调有关,特别是此病的发展,几乎都与免疫功能失调息息相关。在狼疮性肾炎、慢性活动性肝炎患者的肾组织中,常能找到 HBV 抗原,证明潜在的自身免疫因素可能参与 HBV 相关性肾炎的发病过程,引起自身免疫反应。

4.细胞免疫缺陷

HBV 感染后,部分患者可能存在免疫功能尤其是细胞免疫功能缺陷,难以清除掉 HBV 病毒,最终成为慢性 HBsAg 携带者,在此基础上免疫复合物形成了 HBV 相关性肾小球肾炎的发病因素。

5.遗传因素

随着分子生物学的发展,研究发现遗传因素与 HBV 相关性肾炎的发生有密切关系。人类 HLA 位于第六对染色体短臂上,是一组紧密联系的免疫遗传基因群。HBV 相关性肾炎患者的 $HLA\text{-}A_3$、A_{10} 抗原频率及 $HLA\text{-}DRB_1$ 基因频率明显升高,提示 HBV 相关性肾炎的发病,可能与 $HLA\text{-}A_3$、A_{10}、$HLA\text{-}DRB_1$ 的特异性等位基因相关。

(二)病理变化特点

HBV-相关性肾小球肾炎的病理改变复杂多样,但以膜性肾小球肾炎多见;其次是膜增生性肾小球肾炎、系膜增生性肾小球肾炎、局灶性节段性肾小球硬化与微小病变及 IgA 肾病。

免疫荧光检查:在肾小球毛细血管襻系膜区,可见 HBsAg、IgM、IgG、C_3 的沉积。

电镜检查:HBV 相关性肾炎,有时可发现病毒样颗粒,并可见管状网状包涵物,提示本病与病毒感染有关。

二、临床表现

临床上乙型肝炎相关性肾炎患者在发病前或发病时,肯定有 HBV 感染,或乙型肝炎病史。乙型肝炎表面抗原、乙型肝炎 e 抗原或乙型肝炎核心抗体持续阳性,或乙型肝炎 DNA 曾多次阳性,伴或不伴转氨酶升高。有血尿、高血压、蛋白尿等肾炎表现或表现为肾病综合征。无一定的规律可循。

临床表现症状常不典型,可有乏力、食欲缺乏、腹胀、恶心,伴肝大。起病时,多以肾炎表现为主;一段时间后又可转为以肾病综合征表现为主;临床表现多与病理类型相关。膜性肾炎很少有高血压或肾功能不全,而膜增生性肾炎大约有40％的患者有高血压,20％的患者有肾功能不全。

三、实验室检查

(一)尿液分析

可见血尿。镜下血尿为多,轻中度蛋白尿,管型尿。

(二)血液检验

低补体血症和冷球蛋白血症,其中球蛋白增高是 HBV 相关性肾炎的重要临床特征,IgA、IgG 增高者,常提示病变处于活动状态。循环免疫复合物常增加,且能证实此复合物中含有 HBsAg 或 HBeAg。几乎 100％ HBsAg 与抗 HBc 阳性,60％～80％的患者 HBeAg 阳性,但少数患者血清 HBV 标志物阴性。

(三)肝功能检查

肝功能检查可有谷丙转氨酶与谷草转氨酶升高,黄疸指数高于正常,严重者可有肝功能失代偿性表现,如凝血时间延长,低白蛋白血症。

(四)肾功能检查

部分患者有尿糖等肾小管功能异常表现和肾功能异常,如血肌酐、尿素氮升高,肾小球滤过率下降,血清 C_3、C_4 可有 15％～64％降低。

四、诊断与鉴别诊断

(一)诊断

HBV 感染与肾小球肾炎均是常见病,可以是分别独立的疾病,且 HBV 相关性肾小球肾炎与原发性肾小球肾炎,在临床上表现无本质的区别。因此 HBV 相关性肾小球肾炎常难以确定。1989 年中华医学会肾脏病分会座谈会上对 HBV 相关性肾炎提出 3 条必备诊断标准。

(1)血清 HBV 抗原阳性。

(2)肾组织切片中找到 HBV。

(3)患肾小球肾炎并可除外狼疮性肾炎等继发的肾小球疾病,鉴于肾组织 HBV 检测的阳性率差别很大。在小儿肾小球疾病中,符合上述 1、3 条者,病位明确为膜性肾小球肾炎,仍需高度重视 HBV 相关性肾小球肾炎的可能。

（二）鉴别诊断

需排除原发性肾小球肾炎和继发性肾小球肾炎。

五、诊断标准

（1）血清 HBV 抗原阳性。

（2）患肾小球肾炎，并可排除狼疮性肾炎等其他继发性肾小球疾病。

（3）肾切片上找到 HBV 抗原，此项为最基本条件，缺此不能诊断。

六、治疗

HBV 相关肾小球肾炎有一定的自然缓解率，尤其是儿童患者，多数乙型肝炎相关性肾炎患者病程迁延，尚缺乏特效的药物治疗。而对皮质激素及细胞毒类免疫抑制剂大都耐药，以致发展为慢性肾功能不全。但本病有一定的自限性，部分患者经护肝调理，在医师指导下，自我调护和对症治疗后，临床症状可缓解，甚至消失，并有自愈倾向。以整体综合调治，提高免疫力为主。

（一）治疗病毒血症

1.干扰素-α（IFN-α）

干扰素是广谱抗病毒药物，已有 20 余年的历史，也是目前公认的抗 HBV 治疗药物，它具有抗病毒和免疫调节的双重作用。对 HBV 肝病和肾病均有治疗作用。有学者研究发现，对 HBV 相关性肾炎患者与血清干扰素-α 低水平有关，提示干扰素-α 治疗 HBV 相关性肾炎的必要性。干扰素可消除血中 HBV 的标志，如 HBsAg、HBeAg 及 HBV DNA 聚合酶等，有利于乙型肝炎的康复；干扰素也可使患者尿蛋白明显减少，缓解肾病综合征。

干扰素疗效的关键是剂量大、疗程长，使用剂量为每次 500 U，每周 3 次，疗程为 4~6 个月，必要时延长疗程至 1 年。为加强疗效，可在开始治疗时连续用药，即每天 1 次，用药 2 周后改为每周 3 次，直至疗程结束，治疗效果报道不一，有效率可达约 50%。

临床应用注意不良反应，反应严重时可减少剂量。干扰素治疗一般小儿疗效优于成人，膜性肾小球肾炎优于膜增生性肾小球肾炎。

2.阿糖腺苷（Ara-A）

阿糖腺苷及其单磷酸化合物均属嘌呤核苷，在体内转化为三磷酸阿糖腺苷-三磷酸腺苷，后者有较强的抗病毒能力，它能抑制 DNA 聚合酶和核苷酸还原酶，从而抑制病毒的复制。

阿糖腺苷的用法,每天 10～15 mg/kg,加入 5%～10% 的 1 000 mL 葡萄糖注射液中,12 小时内缓慢滴注,10～30 天为 1 个疗程,治疗后对乙型肝炎的 e 抗原转成乙型肝炎 e 抗体阳性的血清转换率较高。

大剂量应用时,可有发热、恶心、呕吐、血小板减少、下肢肌肉强直的综合征等不良反应,停药后慢性乙型肝炎常易复发。为了提高疗效,防止反跳,常同时每 2 周注射 1 次乙型肝炎疫苗,或同时注射胸腺素制剂,隔天 1 次,常可减少复发。

3.拉米夫定

拉米夫定是一种具有强大的抑制病毒复制作用的新一代核苷类似物,主要应用于治疗慢性乙型肝炎患者,肝硬化伴活动性病毒复制患者和防治肝移植患者 HBV 复发,临床应用显示 HBV DNA 和 HBeAg 阳性。慢性乙型肝炎患者用拉米夫定治疗 12 周转阴＞92.2%,ALT 正常率达 60.3%。肝组织活检肝脏病理改变明显减轻,肝纤维化和肝硬化发生率显著降低。

近年来有资料报道,应用拉米夫定治疗 HBV 相关性肾小球肾炎疗效尚好,用于 1～6 岁患儿,口服拉米夫定 2 个月,尿蛋白基本消失,转氨酶恢复正常。HBeAg 消失,而抗 HBe 出现,疗程为 12 个月,停药11 个月后,各项指标仍正常。本品不良反应轻微,少有不良反应。不适感有头昏、头痛、疲劳、皮疹、恶心、腹泻等,大多数患者均可耐受。有报道称在内生肌酐清除率低于30 mL/min时应避免使用。长期应用时可有耐药性,多出现在用药 6 个月后,其原因为本药可诱发 HBV 的 YMDD 期点突变。

(二)糖皮质激素治疗 HBV 相关性肾炎

糖皮质激素治疗可导致 T、B 淋巴细胞中 HBV 复制的危险性增加,引起病毒感染加重,在肝炎活动或有 HBV 复制时更不适宜用。糖皮质激素可缓解 HBV 肾病综合征,主要对 HBV-MN 有治疗价值,但应在密切监测肝病病变的条件下慎用。

第二节　肝硬化性肾损害

肝硬化患者并发有肾小球硬化,故称肝硬化性肾损害或肝病性肾小球硬化症。随后发现肾脏病变中肾小球肾炎也多见,为此,有些学者称之为"肝硬化性肾小球肾炎"。

一、病因、病机

(一)发病原因

肝硬化性肾损害的病因和发病机制尚未完全阐明,但与免疫复合物有关。因在肾小球沉积物中含有显著的 IgA,大部分患者血中 IgA 也升高,部分患者出现冷球蛋白血症及 C_3 降低。

(二)发病机制

(1)在正常情况下肠道中有少量的抗原、细菌和毒素,如进入门静脉可被库普弗细胞所吞噬、降解,不诱发全身免疫反应,称为胃肠黏膜免疫第二道防线。肝硬化时肝细胞和库普弗细胞功能障碍,不能处理来自肠道的外源性的抗原,肠道局部免疫屏障减弱,促使肠道中食物抗原、细菌和毒素等进入血循环诱发全身免疫反应。

(2)肝硬化患者门脉分流受阻,侧支循环开放,肠道分泌 IgA 减少,肠道局部黏膜免疫屏障作用减弱,抗原直接进入血循环的机会增多,刺激脾、淋巴结等免疫器官,诱发全身免疫性反应。

(3)患者肝硬化时由于肝脏清除循环免疫复合物,会导致 IgA 免疫复合物功能下降。由于肝硬化循环免疫复合物(CIC)升高,或乙醇等有害物质对单核-巨噬系统及中性粒细胞的吞噬功能的抑制或封闭作用,使血 IgA 及 CIC 可持续升高,沉积在肾小球内诱导 IgA 肾病。

(4)肝炎病毒抗原刺激所形成的免疫复合物参与肾小球病变的形成也是原因之一。

总之,由于抗体的免疫功能,生理和代谢紊乱,使 IgA 免疫复合物或多聚 IgA 生成增多,或(和)对其免疫清除能力降低,加上单核-巨噬系统吞噬功能受抑制,最终导致肝硬化患者产生以 IgA 肾病为主的肾小球损害。

(三)病理改变

大多显示系膜区 IgA 沉积,少数为 IgG、IgM、C_3 沉积,系膜基质增宽,系膜区及毛细血管型电子致密物沉积,肾小球硬化。

二、临床表现

肝硬化患者以肾小球损伤为主者,75%的患者呈隐匿性,无明显的肾病临床表现；25％的患者有肾炎或肾病性临床改变，以及进行性肾功能不全和轻度高血压。以肾小管损伤为主者多表现为肾小管性酸中毒。

（一）尿液分析

可见血尿或蛋白尿。

（二）血清学检查

多数肝硬化肾损害表现为多种免疫球蛋白增高，血 IgA 增高尤为突出。其中以酒精性肝硬化合并有肾脏受累表现为 IgA 肾病的患者可有 100％血 IgA 升高，50％～70％冷球蛋白血症。肝炎后肝硬化患者可有低滴度抗核抗体、类风湿因子阳性。酒精性肝硬化、肝炎肝硬化合并 IgA 肾病者有 20％～60％血 C_3 下降。肝硬化患者有 20％～50％循环免疫复合物升高或阳性。

三、诊断与鉴别诊断

（一）诊断

（1）有肝硬化病史，而无肾病病史。

（2）当肝硬化时出现血尿（以镜下血尿为主）、蛋白尿、管型尿应考虑本病的发生。

血清免疫学检查有多种免疫球蛋白升高，其中 IgA 增高尤为明显，C_3 下降时诊断基本成立。有条件时进一步肾组织活检确诊。

（二）鉴别诊断

1.与肝性肾小球硬化鉴别

肝硬化相关性 IgA 肾病与肝性肾小球硬化是否为独立的疾病，目前尚不明确，两者可能反映了同一发病机制的两个方面。在肝硬化相关性 IgA 肾病中，多聚 IgA、IgA 复合物沉积局限于系膜区，而肝性肾小球硬化中，IgM 沉积于系膜区毛细血管襻，并伴有内皮细胞损伤及系膜插入。

2.与 IgA 肾病鉴别

IgA 肾病与本病的鉴别主要通过除外肝硬化，本病为继发性 IgA 肾病。

3.膜增生性肾小球肾炎

有慢性肾炎病史，伴低补体血症。组织学特征是肾小球毛细血管基底膜增厚，系膜插入内皮下形成双轨征，本病无肝硬化病史，可与本病鉴别。

四、诊断标准

（一）病史

有肝硬化病史，而无慢性肾脏病病史。

（二）尿常规

蛋白尿、镜下血尿及尿沉渣异常。

（三）血清免疫学检查

血清免疫学检查可有多种免疫球蛋白升高，以血 IgA 尤为明显。部分患者可有 C_3 下降，循环免疫复合物升高，血清蛋白可降低。严重患者肾小球滤过率和肾血浆流量降低。

（四）病理检查

病理检查表现肾小球系膜细胞增生，系膜基质增多，系膜区增宽，局灶分叶状硬化及毛细血管壁呈现双轨征。免疫荧光和免疫组化：肾小球系膜区，毛细血管壁以 IgA 为主的免疫球蛋白和 C_3 的沉积。电镜：肾小球系膜区，内皮细胞及上皮细胞下有颗粒状电子致密物沉积，出现圆形稀疏区。

五、治疗

（一）治疗肝硬化

因肝硬化是肝硬化肾损害的基础疾病，所以临床应着眼于治疗肝硬化，延缓肝硬化的恶化，保护肝功能避免肝毒性因素；防治消化道出血、感染及电解质紊乱；戒酒，避免应用损害肝脏的药物。

（二）肾损害的治疗

肝硬化患者以肾小球损伤为主，可出现血尿、中等量蛋白尿，以及进行性肾功能不全。针对膜增生性肾小球病变者，可应用糖皮质激素治疗，同时并用血浆置换治疗，临床症状可明显改善。对于肾衰竭者进行血液透析和对症治疗。出现肾小管性酸中毒的患者，除针对病因治疗外，还需注意及时纠正钾钙等电解质紊乱。

第三节　肝肾综合征

肝肾综合征（HRS）通常是指严重或急性肝脏疾病导致的功能性肾衰竭，它是肝衰竭综合征临床表现之一。本病病变多发生于失代偿肝硬化、重症肝炎、急性重型肝炎和肝癌晚期等严重的肝病患者。晚期肝硬化患者 40%～80% 可发生肝肾综合征,病情多呈进行性发展。

一、病因、病机

(一)发病原因

肝肾综合征常继发于各种类型的失代偿期肝硬化、突发性肝衰竭、重症病毒性肝炎、妊娠性脂肪肝、原发性和继发性等严重肝病。肝肾综合征是各种肝病终末期的表现,是一种临床危重病。对于肝硬化合并大量腹水患者,是临床发生肝肾综合征最常见的表现,是急性肾前性功能衰竭的一个严重类型。患者多由诱因引发,最常见的诱因是上消化道大出血;大量放腹水、利尿过度;感染、腹泻;外科手术后,应激状态低下等。但也有部分患者可在无明显的诱因下发生肝肾综合征。

(二)发病机制

肝肾综合征的发病机制复杂,目前一般认为主要因严重的肝损害导致肾脏的血流动力学改变所致。其表现为肾血管收缩和肾内分流致肾血流量(RBF)减少,从而使肾小球滤过率(GFR)下降,引起肾衰竭。

另外,其细胞与分子生物学基础涉及多种生物活性物质,以及某些激素的紊乱和内毒素存在等因素有关。

1.有效循环血流量减少,肾交感神经张力增高

肾脏的质量约为每个 150 g,占体重的 0.5%,血流灌注占心排血量的 20%,以质量计算是脑的 7 倍,冠状动脉的 5 倍。肾脏血流灌注的作用,除了提供肾组织的营养外,最关键的作用还是尿液的形成。在肝硬化腹水时,可导致血容量减少,引起心排血量减少和肾灌注量减少。另外,上消化道出血,或大量放腹水,大量利尿剂应用及严重的腹泻均可导致有效循环血容量进一步降低和肾血流量急剧减少。反射性引起交感神经-肾上腺髓质系统兴奋性增高,使小球动脉收缩。肾素的合成和分泌增多,血中儿茶酚胺浓度升高,肾前列腺素合成减少,血栓 A_2 增加,内毒素增加,肾小球滤过率明显降低,出现急性肾衰竭。

2.内毒素血症

内毒素血症(FTM)是严重肝病患者发生肝肾综合征的重要因素。在肝硬化患者出现肝肾综合征时,血中及腹水中内毒素的阳性率非常高。在未出现肝肾综合征时内毒素的检测大多数为阴性。严重肝病时,由于肠道功能紊乱,肠道内革兰氏阳性细菌大量繁殖而可产生大量内毒素,肠道对内毒素的吸收明显

增加。

在肝硬化时,由于肝网状内皮细胞功能降低,不能彻底灭活从肠道重吸收的内毒素,加上肝细胞的解毒功能降低,这些内毒素可通过肝脏或侧支循环大量进入体循环而出现内毒素血症。如果再合并感染,内毒素血症更加严重。内毒素血症不仅能加重肝损害,还可引起肾内血管特别是入球小动脉的强烈收缩,使肾内血流重新分配,肾皮质血流量减少,RBF 及 GFR 降低,导致少尿和氮质血症。

(三)病理改变

病理改变多数无明显的形态学改变,部分并发胆汁性肾病、肝性肾小球硬化,偶见肾小管上皮细胞坏死。

二、临床表现

肝肾综合征主要表现在原有肝病的基础上,肝功能进一步恶化,随即出现急性肾衰竭的表现。根据临床特点可分以下 4 期。

(一)氮质血症前期

氮质血症前期指内生肌酐清除率已降低,但血尿素氮和血肌酐在正常范围内,尿钠明显减少。

(二)氮质血症

肝功能进一步恶化,黄疸加深,有出血倾向;腹水增多,低钠血症出现;血尿素氮和血肌酐已增高;表现为烦躁不安;皮肤及口舌干燥、乏力、嗜睡、脉搏细快、血压偏低、脉压差小。

(三)后期

上述症状更趋严重,并出现恶心、呕吐、精神淡漠和昏睡;血尿素氮和肌酐显著升高,肾小球滤过率明显降低,出现少尿或无尿。

(四)末期

除肝肾衰竭外,多数患者出现肝性脑病和昏迷。

三、实验室检查

(1)尿液检查:蛋白阴性或微量,尿沉渣正常或有少量红细胞、白细胞,透明颗粒管型尿,比重常>1.020,尿渗透压>450 mmol/L,尿/血渗透压<1.5,尿钠通常<10 mmol/L。

(2)血生化检查:低钠血症,血氯低,BUN 和 Scr 升高。

(3)肝功能检查:ALT 升高、白蛋白降低、胆红素升高、胆固醇降低、血氨升高。

四、诊断与鉴别诊断

(一)诊断

根据病因、病史和临床表现,结合实验室检查结果,肝肾综合征的诊断一般并不难。

(1)有肝脏疾病的证据及肝衰竭的表现。

(2)原无肾脏疾病病史(或肾功能正常)。

(3)24 小时尿量＜500 mL,持续 2 天以上,伴 BUN 升高。

(二)鉴别诊断

肝肾综合征的鉴别诊断首先要与单纯肾前性氮质血症进行鉴别;其次要区分肝肾综合征是功能性还是器质性的。肾前性因素,如严重低血压、大量利尿、失血和大量放腹水,此种情况下试验性补液后,肾功能可迅速恢复。补液试验在鉴别上尤其重要。

进入器质性肾功能损害的肝肾综合征虽然在实验指标上与急性肾小管坏死相似,但其病情严重,多已进入昏迷期、预后恶劣,鉴别不难。

1.急性肾小管坏死

临床检验尿钠＞40 mmol/L,尿/血肌酐＜10,尿/血渗透压之比＜1,尿比重低＜1.015。尿常规有较多蛋白,细胞管型和颗粒管型。

2.假性肝肾综合征

如毒物中毒、严重败血症,或弥散性血管内凝血,可同时损害肝及肾,诊为"假性肝肾综合征",但它并非由重症肝病引起,鉴别不难。

五、诊断标准

(一)主要条件

(1)GFR 降低,血肌酐＞132.6 μmol/L,或内生肌酐清除率＜40 mL/min。

(2)无休克,无细菌感染,无体液丧失及应用肾毒性药物的历史。

(3)若停用利尿药,予以 1.5 L 的血浆补液进行扩容,不能使肾功能得到持续性的改善。

(4)24 小时尿蛋白定量＜0.5 g,肾脏超声检查无实质性或梗阻性疾病的证据。

(二)次要条件

(1)尿量<500 mL/24 h。

(2)尿钠<10 mmol/L,血钠<130 mmol/L。

(3)尿渗透压大于血渗透压。

(4)尿红细胞计数每高倍视野<50 个。

凡慢性肝病、肝硬化患者具备上述主要条件,伴或不伴次要条件者,可诊断为肝肾综合征。

(三)肝肾综合征的临床分型诊断标准

1.肝肾综合征Ⅰ型

肝肾综合征Ⅰ型是肝肾综合征的急性型。严重肝病患者迅速发生肾衰竭,并迅速进展。其肾功能急剧恶化为其主要特征。其标准为 2 周内 Scr 超过原来水平的 2 倍,甚至达到 225 μmol/L 以上,或者肌酐清除率下降超过 50%,或下降至 20 mL/min 以下。肝肾综合征Ⅰ型预后极差,2 周病死率在 80% 以上。若肝功能得到恢复,则肾功能自发恢复的可能性也大。肝肾综合征Ⅰ型多见于急性肝衰竭,或酒精性肝炎患者,以及肝硬化基础上发生急性失代偿性患者。这些患者常伴有显著的凝血障碍与黄疸。最终死亡的原因多由于肝衰竭合并肾衰竭,或肝衰竭合并内脏出血。

2.肝肾综合征Ⅱ型

肝肾综合征Ⅱ型通常发生于利尿剂抵抗的顽固性腹水患者。肾功能下降相对比较缓慢,恶化过程可能超过数月。一般来说,肝肾综合征Ⅱ型患者的平均存活率时间长于Ⅰ型患者,但预后仍然十分险恶。临床表现 GFR 中等度或持续性降低为特征,BUN 与 Scr 常分别<6.2 mmol/L 和155 μmol/L,常发生于有一定肝功能的患者。

六、治疗

肝肾综合征预后凶险,无特殊的治疗方法,也无十分有效的治疗方法。鉴于肝肾综合征是一种继发于严重肝病的肾衰竭,因此,肝功能改善是肾功能恢复的关键前提。故对肝病及其并发症的治疗,改善和恢复肝功能是必要的。

(一)祛除急性肾衰竭的诱因

祛除诱因对于防治肝肾综合征的意义重大。目前被公认的诱因有包括以下几项,这些诱因可引起低血容量,或促使肾血管收缩,减低肾的流量,加重和明显增加肝肾综合征的发生率。

(1)上消化道出血、肝癌破裂出血。

(2)大量排放腹水,严重腹泻者。

(3)严重并发感染者。

(4)应用肾毒性抗生素、非甾体抗炎药及大剂量应用利尿剂。

(5)严重电解质紊乱和酸碱失衡等。

(二)原发性肝脏疾病的治疗

因为本病肾衰竭为功能性的,故积极治疗肝病和改善肝功能,是改善肾功能的前提,如肝硬化、慢性活动性肝炎、重症肝炎、肝癌等。进行抗病毒治疗,免疫调节治疗,促进肝细胞再生,防治肝性脑病,以及控制感染,保肝,合理应用利尿剂;或在条件允许的情况下,应积极采取手术、放疗、化疗、介入治疗等。

(三)对症支持治疗

支持治疗与对症处理有重要价值,停用任何诱发氮质血症及损害肝脏的药物,给予低蛋白、高糖饮食,减轻氮质血症及肝性脑病的发生。一般肝肾综合征患者会存在稀释性低钠血症,要限制钠的摄入,对于长期使用利尿剂的患者,则可适当补充,同时使用保肝降酶药物。

(四)纠正内毒素血症

肝肾综合征时,内毒素血症可使肾功能进一步恶化,并可直接作用于肾小动脉,引起少尿性、急性肾衰竭,故设法控制减少肠内毒素生成十分重要。可以通过口服新霉素、阿莫西林、甲硝唑等抑制或杀灭肠道内杆菌或厌氧杆菌,及服用考来烯胺(消胆胺)干扰肠道内毒素的吸收来减轻内毒素血症。在服用抗生素时,也可应用湿热解毒中药,每天清洁灌肠和采取保留灌肠治疗。

(五)扩容治疗

多数学者认为,有效血容量不足是肝肾综合征的启动因素,故仍主张扩容治疗,包括使用全血、血浆、白蛋白、右旋糖酐、血浆制品,适量输入等渗盐水,该疗法仅对有明显的容量丢失的患者有一定效果。但容量补充过快会出现食管静脉曲张破裂出血、肺水肿等,大量输液也可使腹水增加,从而压迫腔静脉和肾静脉,导致肾的循环障碍等不良反应,故扩容治疗时应严密观察。

(六)血管活性药物的应用

应用具有血管舒张活性的药物,可降低肾血管内阻力、使肾血浆流量增加,如前列腺素,或前列腺素衍生物、多巴胺、酚妥拉明、山莨菪碱(654-2)、内皮素-A受体等制剂有保护肾功能的作用。

(七)纠正水、电解质及酸碱平衡

在补充有效血容量的基础上增加尿量及尿钠排泄,积极纠正 K^+、Na^+、Cl^-、Mg^{2+} 及酸碱失衡。

(八)替代治疗

近年来血液净化技术高度发展,不但大大推动了肾功能不全的治疗,并已成功地应用于重症感染自身免疫病、中毒以及严重的心力衰竭等疾病的治疗。血液净化技术种类繁多,用于肝肾综合征的主要技术为血液透析与分子吸附再循环系统(MARS)等措施。

1.血液透析(HD)治疗

当肾衰竭严重,以及应用改善肾功能措施无效时,需进行血液透析治疗。在目前肝脏再生无望,以及不适合肝移植的肝肾综合征患者,没有必要进行维持性透析治疗。进行透析的基本特征包括不能控制的高钾血症、肺水肿、严重的酸中毒和尿毒症、体液过多。肝功能可望好转者有一定的疗效,但应注意其出血、低血压等并发症。

2.血液灌注(HP)治疗

此法主要治疗肝性脑病患者,作用机制为清除某些致肝性脑病物质。

(九)外科手术治疗

外科手术治疗包括门腔或脾肾静脉吻合术、肝移植术,其中肝移植手术是对晚期肝硬化,尤其是肝肾综合征的最佳治疗方法,可大大提高患者的存活率,提高生存质量。

第五章

肾血管疾病

第一节　肾动脉栓塞和血栓形成

一、病因

急性肾动脉及其分支闭塞可能由肾动脉固有疾病、腹部外伤或者心脏、升主动脉血栓栓塞所引起。随着动脉粥样硬化的进展,也可能会形成血栓,这也是导致肾功能减退进行性加重的重要原因。血栓形成还可能与高凝状态有关,如抗心磷脂抗体综合征。血栓形成也可能继发于炎症性疾病,如 Takayasu 动脉炎、梅毒、血栓闭塞性脉管炎和系统性血管炎,尤其是 Wegener 肉芽肿。在结构异常的肾动脉中可以观察到原位血栓形成,如肌纤维发育不良或者肾动脉瘤。在60 岁以下的患者中,外伤是血栓形成的主要病因。钝击伤和减速性损伤可造成内膜撕裂、脊柱挫伤或者腹膜后血肿压迫,进一步导致急性血栓形成。医源性因素包括诊断性血管造影检查及肾动静脉近肾脏段的血管介入治疗。

栓塞作为肾动脉闭塞的病因,相较于原位血栓形成更为常见。与节段性肾梗死或肾缺血相比,完全性肾梗死极少见。大约 90% 的肾动脉栓塞栓子来源于心脏。其中,心房颤动导致的心房血栓栓塞是最常见的病因,其他病因还包括左心室血栓、心脏瓣膜病、细菌性心内膜炎、非细菌性(无菌性)心内膜炎及心房黏液瘤等。非心源性栓子来源包括主动脉瘤、附壁血栓,还有房间隔缺损或卵圆孔未闭导致的反常性栓塞。

二、临床表现

肾动脉闭塞的临床表现多种多样,容易与更为常见的肾绞痛混淆。有基础疾病和侧支循环的患者(如长期肾动脉狭窄)发生肾动脉主要或次要分支闭塞后可能症状轻微,且不会造成肾梗死。急性血栓形成与梗死可能会有突发侧腹痛、发热、恶心、呕吐等表现,有时还会出现血尿。疼痛可定位于腹部、背部,甚至胸部,但50％的病例无疼痛感。发生肾梗死后,肾实质缺血引起肾素释放增加,进一步加重高血压。患者还可能出现无尿,提示可能存在双侧肾脏受累或者孤立肾肾动脉闭塞的情况。尿液检查通常会有镜下血尿,也可能出现微量蛋白尿。肾梗死后,血液检查中白细胞计数升高,谷草转氨酶、乳酸脱氢酶及碱性磷酸酶水平升高。以上实验室检查结果没有特异性,而尿乳酸脱氢酶水平升高具有一定特异性。发生单侧肾梗死后,血尿素氮与肌酐水平会出现一过性升高,双侧肾梗死和孤立肾梗死通常有持续性的严重肾功能不全。

三、诊断

CT检查是肾动脉闭塞的最佳诊断依据。CT具有准确、快速及能够识别外伤性相关损伤的优势。肾动脉主干或分支的灌注缺损及肾组织增强缺失等影像学表现提示肾脏灌注不足。对于血肌酐水平＞176.8 μmol/L(2.0 mg/dL)或表皮生长因子受体＜60 mL/(min·1.73 m^2)的患者须警惕造影剂肾病。对于慢性肾脏病、急性肾损伤或合并糖尿病、高龄的患者可考虑进行其他检查以代替增强CT检查。磁共振血管造影(MRA)具有较高的诊断准确性,适用于无法接受增强CT检查的高龄或糖尿病患者,但肾功能减退的患者禁止接受该项检查。在诊断急性肾动脉闭塞时不推荐使用同位素肾图、排泄性尿路造影和多普勒超声检查。由于侵入性血管造影检查本身有造成肾动脉闭塞的风险,故仅在诊断不明确或考虑行经皮再灌注治疗时进行该项检查。对于疑似肾动脉栓塞的患者要进行心动超声图检查,寻找心脏内有无可疑栓子。对于非外伤性血栓形成的肾动脉闭塞患者,应评估是否存在血栓形成倾向、血管炎或者进行性动脉粥样硬化。

四、治疗

肾脏通常能耐受60～90分钟的热缺血,在有侧支循环存在的情况下热缺血时间还可进一步延长。因此,急性肾动脉血栓形成必须行紧急治疗以恢复肾脏灌注。非外伤性肾动脉闭塞的治疗方法包括使用肝素进行全身性抗凝治疗,后改为口服华法林,维持国际标准化比值在2.0～3.0;或者进行动脉内溶栓治疗。血管重建手术相比药物治疗,死亡率较高,且肾脏存活率无明显改善,因此不作为首选治疗方法,但对于存在双侧肾动脉闭塞或者孤立肾肾动脉闭塞的患者可考虑进行手术。经皮血管内治疗(如局部溶栓术、血栓摘除术、支架植入术等)在治疗急性肾动脉栓塞方面较为成功。而由血管造影操作或血管成形术导致的医源性肾动脉闭塞可以考虑行动脉内支架植入术。对于外伤性肾动脉血栓形成的患者,也可选择手术治疗,但应注意只有紧急手术才能挽救肾功能。肾动脉血栓形成患者还需要密切的医疗监护,往往需要肠外营养,控制高血压,使血压维持在 $14.7 \sim 18.7/9.3 \sim 12.0$ kPa$(110 \sim 140/70 \sim 90$ mmHg$)$。充分的补液支持治疗也是必不可少的。

五、预后

肾动脉闭塞死亡率较高,特别是需要肾脏替代治疗的患者,死亡率与患者的基础健康状况相关。接受血管重建手术的完全性肾动脉闭塞患者的死亡率高达 $11\% \sim 25\%$。关于肾功能减退的风险目前尚无定论。高血压是肾动脉闭塞常见的晚期并发症,可选择 ACEI、ARB 或非二氢吡啶类钙通道阻滞剂进行治疗。

第二节　肾静脉血栓形成

肾静脉血栓形成(renal venous thrombosis,RVT)是指肾静脉主干和/或分支内血栓形成,导致肾静脉部分或全部阻塞而引起一系列病理改变和临床表现。肾静脉血栓形成可发生于单侧或双侧肾脏,发生于肾静脉主干、一个分支或数个分支,或肾静脉主干与分支并存。肾静脉血栓形成常从肾内小静脉开始,逐渐向肾静脉主干蔓延,甚至可达下腔静脉,引起肺栓塞。急性肾静脉主干血栓可并发急性肾衰竭,预后较差。慢性肾静脉血栓形成常借助于侧支循环,肾静脉回流得以改善。

一、病因及发病率

肾静脉血栓形成多作为它病并发症出现,但也可出现在一些疾病的病变过程中,成为原发病的一部分。其病因多样,发病率因病因不同而有所差异。

急性及婴幼儿肾静脉血栓形成主要因脱水、窒息、休克及脓毒症等引起。婴幼儿的基础病,主要见于肾病综合征。成人常见的病因主要包括:肾病综合征、抗磷脂抗体综合征、妊娠、产后、口服避孕药、脱水、肿瘤、腹膜后纤维化等导致肾静脉受压所致。由于肾静脉血栓形成临床表现多缺乏特异性,部分患者可以无任何症状,其确切发生率统计十分困难。文献量多,不同年龄静脉血栓的发生率不同,60岁以上老年人多见。

本病男多于女,没有种族差异。2/3的患者为双侧肾静脉受累,在单侧发病的患者中,尤以左肾受累多见。

(一)原发性肾脏疾病

在成人导致肾静脉血栓形成的原发性肾脏疾病中,以肾病综合征最为多见。近年来前瞻性的研究发现肾病综合征并发肾静脉血栓形成的发病率为5%～52%,多数在20%～40%,尤以MN为最高,达20%～60%,非MN的NS患者肾静脉血栓形成发病率为10%～50%。

(二)血容量不足

血容量不足多见于婴幼儿。根据一项大型国际统计报道新生儿中发病率为2.2/10万。Keith K等统计,新生儿肾静脉血栓形成中,男婴发病率在67.2%;其中单侧肾静脉血栓形成发生率为70%,尤以左侧为甚,占63.6%。

(三)肿瘤浸润

肿瘤浸润导致肾血管蒂受累时可以并发肾静脉血栓形成。据报道50%以上的肾细胞肿瘤可并发肾静脉血栓形成。亦有关于腹膜后肿瘤及淋巴瘤并发本病的记载,但具体发病率不清。

(四)肾移植后的肾静脉血栓形成

肾移植后的肾静脉血栓形成发生率为0.55%～3.4%,占移植肾后肾功能下降的1/3左右。

(五)其他原因

其他原因包括全身性系统性疾病(如抗磷脂抗体综合征、血管炎、镰状细胞病、Behcet病、SLE、艾滋病累及肾脏等)、下腔静脉血栓累及肾静脉、创伤、肾静脉受压综合征、口服避孕药、全身或肾周的脓毒血症、滥用可卡因等,都可引起肾静脉血栓形成。

二、发病机制

肾静脉血栓形成主要与血管内皮损伤、血流速度减慢和血液高凝状态有关,三者相互作用,最终导致肾静脉血栓形成的发生。

(一)血管内皮损伤

血管内皮损伤是血栓形成的最重要和最常见的原因。引起肾静脉血栓形成的病因中如钝性外伤、血管造影所致的损伤、肾移植、肿瘤浸润、血管炎、高同型半胱氨酸血症等,均可导致血管内皮损伤。

血管内皮损伤导致内皮下胶原纤维暴露,血小板和凝血因子Ⅻ激活,启动内源性凝血系统;同时释放组织因子,激活凝血因子Ⅶ,启动外源性凝血系统,最终导致血栓形成。

(二)血流速度减慢

正常血液中由于各成分的比重关系,会构成层流。红细胞和白细胞在中轴流动,其外是血小板,最外为一层血浆带构成的边流。当血流减慢时血小板可进入边流,增加了血小板与内膜的接触机会和黏附于内膜的可能性。静脉内有静脉瓣,其内血流不但易于缓慢,还易出现漩涡;静脉壁较薄,容易受压;血流通过毛细血管到静脉后,血液的黏性也会增加均有利于血栓形成。

当血容量不足时,导致血流速度减慢和全身血流重新分配,肾静脉血行迟滞,血栓形成,引发肾静脉血栓形成。

(三)血液高凝状态

血液中凝血因子增加或活性增强、抗凝物质水平或活性的降低、纤溶系统异常、低蛋白血症、血液流变学异常等因素均与肾静脉血栓形成的发生有关。

此外,医源性因素如肾病综合征时反复利尿使血容量不足;长期应用糖皮质激素刺激血小板生成,抑制吞噬细胞吞噬功能和纤维蛋白溶解,肝素释放减少等;手术或介入治疗,损伤血管内皮等均可促进肾静脉血栓形成。

三、临床表现及并发症

肾静脉血栓形成的临床表现取决于血栓形成快慢、被阻塞静脉大小、血流阻断程度和侧支循环建立情况,也与发病原因和机体对肾静脉高压的反应直接相关。

根据肾静脉血栓形成时间可分为急性和慢性两种类型。

(一)急性肾静脉血栓形成

患者多为青年,亦多见于严重脱水的新生儿和婴幼儿。其发病与围生期的窒息及产妇糖尿病等危险因素有关。也可发生在抗磷脂抗体综合征、创伤、肾移植术后及肾静脉周围手术等疾病中,偶发于肾病综合征。血栓多产生于肾静脉主干,有时可完全阻塞。

急性起病者病情严重,有典型的"三联征",即剧烈的腹痛或腰痛、肉眼血尿、肾功能突然恶化。也可表现为难以解释的蛋白尿增加,反复不能缓解的水肿,肾病综合征患者出现顽固性的糖皮质激素抵抗、肺栓塞或其他部位的栓塞等。

此外,还可见发热、恶心、呕吐、口干、少尿和皮肤弹性差等一般表现。婴幼儿急性起病者,血浆乳酸脱氢酶可升高。

(二)慢性肾静脉血栓形成

慢性肾静脉血栓形成因发病缓慢,易有侧支循环形成,临床常无症状,难以识别;多并发于肾病综合征,往往仅表现为持续性蛋白尿,可有镜下血尿、病变侧肾脏体积增大、肾功能受损如血清肌酐升高、肾小管功能障碍时可出现肾性糖尿和/或肾小管性酸中毒,甚至引起范科尼综合征。移植肾或孤立肾者更易见肾功能减退。

(三)并发症

肾静脉血栓形成易并发肺血栓、肺栓塞,出现相应疾病症状,如呼吸困难、胸痛、咯血等,通过胸部X线片及肺扫描可以证实。

肾静脉血栓形成延伸到下腔静脉或下腔静脉血栓累及肾静脉,导致肾静脉血栓形成,可见下腔静脉阻塞综合征的表现,如门脉高压综合征、下肢浅静脉淤滞、浅表静脉扩张,也可表现为肾病综合征,久之可引起不同程度的肾衰竭及出血性肾梗死。

四、肾脏病理表现

发生肾静脉血栓形成的肾脏体积肿胀,镜下可见肾内弓状静脉、小叶间静脉内血栓形成,肾小球毛细血管襻淤血扩张,可有微血栓形成,有时可见中性粒细胞呈节段性聚集并黏附于毛细血管壁。肾间质高度水肿。长期不能解除肾静脉血栓形成的肾脏,则会出现肾间质纤维化及肾小管萎缩。

五、辅助检查

辅助检查包括实验室检查及影像学检查,其中实验室检查多缺乏特异性,仅起帮助诊断作用;影像学检查是肾静脉血栓形成诊断的关键。

(一)实验室检查

1.尿液检查

表现为血尿(肉眼或镜下)、蛋白尿,24小时尿蛋白定量多>2 g。若无肾脏基础疾病,一般尿蛋白<3.5 g/d,肾病综合征并发急性肾静脉血栓形成时尿蛋白可骤增。

2.肾功能检查

急性肾静脉血栓形成常伴血尿素氮及血肌酐升高,肌酐清除率下降。双侧急性肾静脉血栓形成可出现少尿和急性肾衰竭。慢性肾静脉血栓形成除表现为肾小球功能损伤外,还可出现肾小管功能障碍,表现为肾性糖尿和/或肾小管性酸中毒,甚至引起范科尼综合征。

3.血液高凝状态检查指标

血液高凝状态检查包括以下指标。①血常规:肾静脉血栓形成 9%～17% 的患者有发热,血白细胞计数升高、血小板计数增加且活性增强,红细胞计数亦有增多。②血小板黏附试验:肾静脉血栓形成时,血小板黏附试验增高,其值常 >0.79。③凝血及抗凝纤溶系统指标:凝血时间、凝血酶时间、凝血酶原时间、活化部分凝血活酶时间均缩短;凝血因子 V、Ⅶ、Ⅷ 及纤维蛋白原血浆浓度增高;抗凝血酶Ⅲ、抗凝因子蛋白 C 及游离蛋白 S、纤溶酶原血浆浓度降低。④狼疮抗凝物质:是一种磷脂依赖性的病理性循环抗凝物质,为 IgG、IgM 或两者混合型的抗磷脂抗体,在全身系统性疾病(如抗磷脂抗体综合征、SLE 等)基础上继发的肾静脉血栓形成可见其含量的明显增高。⑤血浆 D-二聚体:是交联纤维蛋白特异的降解产物,它的生成或增高反映了凝血和纤溶系统的激活,对急性血栓诊断的敏感性达 90% 以上,但特异性仅 50% 左右,在排除其他部位血栓的情况下,其升高有助于肾静脉血栓形成的诊断。

(二)影像学检查

影像学检查包括无创性检查和有创性检查。

1.无创性检查

无创性检查包括彩色多普勒超声、CT、MRA 及放射性核素肾扫描等,对肾静脉血栓形成的诊断均有帮助。

(1)彩色多普勒超声:对肾静脉血栓形成的诊断敏感性较高。当患者临床有肾静脉血栓形成症状或高度疑似肾静脉血栓形成时,可首选此检查。

急性肾静脉主干血栓的典型声像图表现可见:肾静脉主干明显扩张,肾静脉管腔内充满实性回声,且无明显血流信号;肾内动脉舒张期出现反向波;肾脏体积均匀性增大,皮质回声减低等。其中肾静脉内实性回声和血流充盈缺损是诊断肾静脉血栓形成最可靠的依据。

局限性肾内小静脉血栓时,应用彩色多普勒超声检查可发现病变区肾脏结构模糊,但无占位效应;静脉血流信号缺失;动脉血流显示为低速高阻型;而同侧肾其余部分无明显异常等征象。

需要指出的是,彩色多普勒超声是诊断肾静脉血栓形成的较为实用的一种检查方法,但易受多种因素的影响,应结合临床具体分析。其常见影响因素包括血栓所处阶段、是否有效溶栓和是否建立充分的侧支循环,这是决定肾静脉血栓形成影像学表现的主要因素;肠道气体和肥胖会干扰肾静脉主干的显影而影响诊断;此外,应注意区别血栓与其他栓子如癌栓的区别等。

(2)CT:分常规 CT 和 CT 血管造影。

1)常规 CT 表现取决于血栓形成速度、阻塞程度和血栓部位。检查可见肾静脉内低密度充盈缺损和肾静脉增粗;患侧肾脏体积增大,尤其是急性肾静脉血栓形成多见;肾皮-髓质相交时间延长、可同时有肾皮髓质分界模糊;慢性肾静脉血栓形成、肾静脉阻塞较严重的病例可见肾周侧支循环形成。此外,尚可见腹膜后血肿、肾筋膜增厚等征象。其中肾静脉内低密度充盈缺损是肾静脉血栓形成的重要直接征象。

2)CT 血管造影诊断肾静脉血栓形成的敏感性和特异性几乎为 100%,且可同时区分肾肿瘤和其他肾脏疾病。其不足之处在于具有放射性和造影剂的肾毒性。可结合临床,权衡利弊,选择应用。

(3)MRA:诊断肾静脉血栓形成的另一选择,可显示血流的高度对比、血管壁、肾及周围组织,并且可以清晰地描述解剖变异、血管移植、侧支循环及肿瘤血管的浸润等。其缺点在于费用高,在儿童及有禁闭症的患者需用局麻,敏感性和特异性较 CT 差。

(4)放射性核素肾扫描:肾静脉血栓形成时可表现为肾影增大,但灌注和吸收功能减低,肾静脉主干血栓形成时,可有近乎无灌注无功能的表现。

2.有创性检查

选择性肾静脉造影是确诊肾静脉血栓形成的金标准,临床应用最为广泛。肾静脉血栓形成时主要表现为管腔内充盈缺损或管腔截断。部分性主干内血栓可见不规则的充盈缺损位于管腔一侧。肾静脉小分支内的血栓常可导致完全性管腔阻断。典型血栓表现为杯口状缺损,凸面指向下腔静脉,远端小静脉分支常不能显示。

肾静脉造影因具有高辐射和需要静脉注射碘化造影剂,可引起肺栓塞、肺梗死;造影剂肾损害;穿刺部位血栓形成等并发症。故要操作规范、动作轻柔,尽量减少血管内膜损伤;造影前后行水化疗法以减少并发症的发生。

此外,数字减影血管造影(DSA)可减少造影剂用量,避免肾损害的发生,可选择应用。

六、诊断及鉴别诊断

根据上述肾静脉血栓形成的常见临床表现和影像学检查,诊断一般不难。本病需与以下疾病相鉴别。

(一)肾动脉栓塞或血栓形成

肾动脉栓塞或血栓形成是指肾动脉主干及其分支内形成血栓及管腔被血栓栓子或血液中的其他栓子所阻塞,导致肾动脉管腔狭窄或闭塞、肾组织缺血引起剧烈的腰腹痛、血压升高及肾功能减退等一系列临床表现的一种疾病。主要与血管壁病变、高凝状态有关,其栓子90%以上来自心脏。

(二)梗阻性肾病

其临床表现因病因、梗阻持续时间、梗阻的程度而异。伴有季肋部疼痛、顽固性或复发性尿路感染、感染性结石等;双侧梗阻可致慢性肾功能不全或无尿性急性肾衰竭。影像学检查可发现患肾增大及梗阻性肾积水。

(三)肾盂肾炎

以腰痛和血尿为主要表现的患者,易被误诊为肾盂肾炎。后者若为急性起病,多伴有尿路刺激症状、肋脊角压痛和全身感染性征象,血或中段尿细菌培养检出致病菌可资鉴别;若为慢性起病,影像学检查有局灶粗糙的肾皮质瘢痕,伴有相应肾盏变形,不难鉴别。

七、治疗

治疗方案与疗程关键取决于血栓形成时间和有无血栓栓塞事件,主要目的是保存肾实质和预防血栓栓塞现象的发生。对于已确诊的急性肾静脉血栓形成,其治疗包括针对引起肾静脉血栓形成的原发病因的治疗(如原发性肾脏病、血容量不足、全身系统性疾病等)和针对血栓自身和/或其并发症的治疗。

目前,急性肾静脉血栓形成的治疗主要有抗栓治疗(包括抗凝和抗血小板)、溶栓及介入治疗和手术治疗3个方面,具体可结合临床病情制订个体化治疗方案。

(一)抗栓治疗

抗栓治疗包括抗凝和抗血小板。其中抗凝治疗是肾静脉血栓形成首要和关键的治疗。无论急慢性肾静脉血栓形成患者,一经确诊应立即给予抗凝治疗,急性患者抗凝后可阻止血栓扩展;慢性患者则能减少新血栓形成及肺栓塞的发生;且抗凝可改善蛋白尿及患侧肾脏功能。抗血小板聚集可防止新的血栓形成,延缓病情进展。

1.抗凝治疗

首选药物为肝素。常采用序贯疗法,即先用普通肝素或低相对分子质量肝素,后续口服华法林。

(1)普通肝素:未分组肝素是一组相对分子质量不同的葡萄糖胺聚糖混合物,它与抗凝血酶Ⅲ结合灭活凝血酶而发挥抗凝作用。一般首剂以5 000 U经静脉快速推注,后以18 U/(kg·h)连续经静脉泵入。每6小时检测一次活化部分凝血活酶时间(APTT)。当APTT<45秒时,增加剂量2~4 U/(kg·h);APTT>71秒时,减少剂量2~3 U/(kg·h);一般APTT维持在46~70秒(即正常值的1.5~2.3倍),疗程2~4周。

长期应用肝素最常见的不良反应是导致血小板减少症,引起自发性出血,故有严重的出血性疾病、未控制的严重高血压、肝肾功能不全、活动性肺结核、孕妇等患者应慎用或禁用。肝素轻度过量,停药即可。若严重出血,可缓慢静脉注射硫酸鱼精蛋白来中和。

(2)低相对分子质量肝素:因其生物利用度高、并发症少、皮下注射方便、效价比高而越来越受到青睐。常选择皮下注射,200~400 IU/(kg·d),分2次皮下注射,疗程一般为2~4周。用药过程也需监测APTT,一般维持在正常值的1.5~3倍。

在使用肝素2天后需加用华法林,在华法林替代肝素治疗时两者必须有用药重叠期,直至凝血酶原时间INR达标(2~3)。

(3)华法林:属双香豆素类抗凝药,主要通过拮抗维生素K起作用,使凝血因子Ⅱ、Ⅶ、Ⅸ、Ⅹ合成受阻,抑制血液凝固,为间接抗凝药。可口服给药,第1天用10 mg,第2天用5 mg,第3天后每天2.5 mg,儿童可为隔天口服2.5 mg。以后根据凝血酶原时间(PT)和INR来调整剂量,治疗期间INR应控制在2.0~2.5,华法林治疗至少6~12个月。

在应用华法林的过程中,应注意不可盲目或擅自停药,否则有再发急性血栓的可能。

抗凝治疗持续时间长短,取决于潜在高凝状态的存在时间。患者有潜在可逆的高凝状态时,应按标准化方案静脉注射肝素,后续口服华法林3~6个月;若患者高凝状态持续存在,或肾病综合征患者病情严重而尚未缓解(尤其是MN患者且血浆清蛋白<20 g/L)应考虑长期甚或终身抗凝治疗。

2.抗血小板

抗血小板药物通过抑制血小板聚集和释放来防止血栓形成,常与抗凝药物配合使用。常用药物有阿司匹林、双嘧达莫、噻氯匹定等,临床可选择应用。

(二)溶栓及介入治疗

1.溶栓治疗

肾静脉血栓形成患者,在抗凝治疗同时加用溶栓治疗,可以更快、更彻底地清除血栓,恢复肾血流,保护患肾功能。溶栓是治疗急性肾静脉血栓形成的关键,在肾静脉血栓形成发病早期,尤其是血栓形成后 1～2 天内溶栓,疗效更为理想。

(1)尿激酶:溶栓治疗最常用的药物为尿激酶,它是从尿中提取的一种肾脏制造的活性蛋白酶,可直接激活纤溶酶原使其转化为纤溶酶。其血栓内浓度大于血浆,无抗原性,不良反应明显少于链激酶。静脉或局部给药均可。对于肾脏损害严重、全身抗凝治疗效果不明显、高度难治性水肿的肾病综合征患者导致的肾静脉血栓形成,推荐配合局部溶栓。

(2)链激酶:临床应用较早,是在培养溶血性链球菌时产生的一种蛋白质,通过与纤溶酶原形成复合物间接激活纤溶酶原,对血栓内纤溶酶与血浆中纤溶酶无选择性,虽然有出血、过敏等不良反应,但价格便宜,仍广泛用于肾静脉血栓形成治疗。注射前可使用抗过敏药物和激素以防变态反应的发生。

(3)组织型纤溶酶原激活剂(tPA):是一种丝氨酸蛋白酶,居于血管内皮和组织中,是血栓选择性纤溶酶原激活剂,能将纤溶酶原转化为纤溶酶,溶解血栓。且不影响循环中的纤溶系统,为理想纤溶药物。可静脉全身给药,亦可局部输注。需要指出的是肾病综合征时因血浆纤溶酶原减少,导致 tPA 疗效降低,必要时宜同时输浓缩的纤溶酶原或新鲜血浆以提高疗效。对于肝素治疗效果不佳的肾静脉血栓形成患者,也可试用 tPA 治疗。

此外,还应注意以下问题:①尽早用药,溶栓效果与血栓新鲜程度有关,一般血栓形成后 3～4 天可望溶解;②急性肾静脉血栓形成以局部溶栓效佳,尤以肾动脉插管局部给药疗效最好;③溶栓疗法为短程突击,急性血栓栓塞一般用药 1～3 天,多至 1 周,溶栓疗法结束后,应予抗栓治疗,以防血栓再发;④治疗过程中应注意监测凝血四项、纤维蛋白原水平及纤维蛋白降解产物等,以随时掌握机体纤溶和凝血状态,以防纤溶太过。

2.介入治疗

除包括上述的局部溶栓外,还包括血栓切除和置入下腔静脉滤网。

肾静脉血栓形成患者经足量抗凝治疗后无效;或有严重并发症,如肺栓塞;或影响到下腔静脉;双侧或孤立肾的肾静脉血栓形成导致急性肾衰竭;严重、持续的腰胁部疼痛而无明显缓解;有全身抗凝治疗禁忌证等,可以考虑行血栓切除术。

应注意无论血栓切除,还是溶栓治疗都不能单独进行,应同时配合全身性的抗凝治疗。

置入下腔静脉滤网是治疗肾静脉血栓形成的另一选择,主要目的是防止血栓脱落而造成致死率很高的肺栓塞。滤网分为临时性和永久性两种,一般采用经股静脉插管的方式,放置在肾静脉开口上方的下腔静脉内。

当肾静脉血栓形成伴有以下情况,如:肾静脉血栓形成伴有静脉血栓栓塞;在抗凝基础上有再发的肾静脉血栓形成;有抗凝禁忌证,如出血、即将手术、血小板减少或有凝血;抗凝指标无法监测;应用肝素导致血小板减少症;伴有活动性的近端下腔静脉血栓等,可考虑置入下腔静脉滤网在放置滤网后需长期或永久抗凝治疗。抗凝药物主要为华法林,临床应用中需监测凝血功能,防止出血并发症。

无论是置入永久性和临时性滤网,短期来看,都可以有效防止有症状的肺栓塞的发生;其长期疗效尚存在争议。

(三)手术治疗

手术治疗包括手术取栓或切除患肾。但随着抗凝、溶栓及介入治疗技术的发展,手术治疗已过时。仅在以下情况下可考虑手术,如:肾静脉主干内急性肾静脉血栓形成,经保守治疗无效者;双肾静脉血栓形成;肾衰竭且对抗凝治疗无反应;反复发生肺动脉栓塞;出现严重高血压、患肾感染等。

慢性或无症状性肾静脉血栓形成患者的治疗主要是抗凝和治疗原发病,但应注意预防出血并发症。其抗凝治疗方案与上述急性肾静脉血栓形成的抗凝治疗相似,一般用低相对分子质量肝素,经皮下注射5 000 U/d,延用2~4周,后用华法林长期治疗,维持INR在2.5左右(2.0~3.0)。

对于新生儿肾静脉血栓形成,除非双侧肾静脉血栓形成和下腔静脉受累建议应用肝素外,40%的患儿单用支持治疗即可获得满意疗效。

八、预后及预防

急性肾静脉主干血栓可并发急性肾衰竭,预后较差。慢性肾静脉血栓形成常借助于侧支循环,肾静脉回流得以改善,预后较急性肾静脉血栓形成为佳。

此外,肾静脉血栓形成的预后还与多种因素有关,如发病时的基础肾功能水平、发病速度及侧支循环建立状况、健侧肾脏及血管状态、原发疾病的严重性及其进展过程、是否充分治疗等,其中发病时的基础肾功能水平对预后影响意义最大。患者死亡的常见原因有肾衰竭、再发的血栓栓塞和脓毒血症。

肾静脉血栓形成的预防主要是针对慢性患者。慢性肾静脉血栓形成多继发于肾病综合征。肾病综合征时患者多有高凝状态,故主要是进行预防性抗凝治疗,同时应合理地使用糖皮质激素和利尿剂,防止医源性的肾静脉血栓形成。

第三节　肾静脉受压综合征

左肾静脉受压综合征又称胡桃夹现象(nut cracker phenomenon,NCP),是指左肾静脉(LRV)在经过腹主动脉与肠系膜上动脉之间的夹角时受到挤压,导致回流受阻,引起左肾静脉高压,以非肾小球源性的血尿和/或蛋白尿、腰肋部疼痛不适等为主要表现的临床综合征。

一、病因及发病机制

解剖上,肠系膜上动脉从腹主动脉发出且与其形成 $45°\sim60°$ 的夹角,其间填充着肠系膜脂肪、淋巴结及腹膜等组织,左肾静脉需穿过此夹角,跨越腹主动脉的前方才能注入下腔静脉。

正常情况下,左肾静脉与下腔静脉间的压差 <0.1 kPa(1 mmHg),任何原因导致的夹角变小,肾静脉受压、回流受阻,引起肾静脉高压[一般 >0.4 kPa(3 mmHg)],则可导致左肾静脉与尿液收集系统之间发生异常交通,出现血尿、蛋白尿等左肾静脉受压的表现。

NCP 据初始病因的不同分为前 NCP、后 NCP 及混合性 NCP。前 NCP 是由于先天性的肠系膜上动脉起源于腹主动脉时夹角过小,且急剧下降导致左肾静脉高压所致。后 NCP 则由于腹主动脉向后移位,导致 LRV 走行于向后移位的腹主动脉与脊柱之间,从而受到挤压,引起 LRV 高压。混合性 NCP 时则是 LRV 前支受压于腹主动脉与肠系膜上动脉(SMA)之间,而后支则被腹主动脉和脊柱挤压。

NCP 的发生主要与肠系膜上动脉及左肾静脉异常有关。前者可能与起源异常(如起源位置低或始于腹主动脉侧部)、畸形或有异常分支有关;后者亦有起源和分支异常两种情况。

此外,左肾下垂导致 LRV 受牵拉,SMA 起源处有过多的纤维组织增生包绕也与 NCP 的发生有关。

二、临床表现

国内报道,本病好发于男性,男女比为 25∶4,青春期好发,与身体发育迅速、体型变化较快有关。国外则多见于女性,发病高峰年龄在 30～40 岁,尤其在身高超过平均值且身体虚弱的人更易发生。

临床主要表现为非肾小球源性的血尿,和/或蛋白尿、左侧腰胁部疼痛不适等,多在运动、感冒及傍晚时加重。

部分患者可出现盆腔挤压综合征的表现,如痛经、性交不适及性交后疼痛、下腹痛、排尿困难、阴部及下肢血管静脉曲张及情绪异常等。

儿童及青春期的患者,因直立调节障碍可能出现全身症状,表现为晨起或直立后头晕、头痛,腹部隐痛、胸闷、心慌等,也可出现慢性疲劳综合征的表现。

三、辅助检查

辅助检查包括尿沉渣红细胞形态学检查、静脉尿路造影、膀胱内镜检查、选择性尿细胞学检查、彩色多普勒超声检查、CT 或磁共振血管成像检查、肾静脉和下腔静脉压的测定以及肾活检等。

对于检查方法的选择,应据临床表现来定,当患者有典型的腰腹痛及单侧血尿时,则需直接确定血尿原因;当患者无血尿或泌尿系统表现时则需要进一步检查以明确有无血管畸形。

彩色多普勒超声是疑有左肾静脉受压综合征患者的首选检查。需在肾门水平和左肾静脉穿越腹主动脉与肠系膜上动脉这两个水平面分别测定 LRV 横径及其血流速度,国外文献报道当两处所测的 LRV 横径超过 5 倍时则应疑诊NCP,其敏感性在 78%,特异性可达 100%。

CT 或磁共振血管成像(CTA 或 MRA)也是诊断 NCP 的常用检查技术,两者可具体描述 LRV 及 SMA 和下腔静脉在解剖学上的结构。相比较而言,前者为无创性检查,但具有放射性;后者无放射性且可在不同层面进行扫描,可更加清晰的显示血管的走行及结构。

逆行肾静脉造影联合肾静脉与下腔静脉间压差测定被认为是诊断 NCP 的金标准。静脉造影可清晰的显示 LRV 狭窄处,LRV 和下腔静脉间压差正常在

$0 \sim 0.1$ kPa($0 \sim 1$ mmHg),当其压差>0.4 kPa(3 mmHg)时,则利于确诊 NCP。

四、诊断

对于反复发作的肉眼血尿或无症状性镜下血尿,伴左侧腰部及腹部疼痛,均应考虑到本病的可能性。可根据具体情况选择相应辅助检查以明确诊断。

NCP 的诊断标准主要有以下几个方面:①膀胱镜检查确诊血尿来源于左侧输尿管开口;②尿中红细胞形态正常(均一型红细胞$>80\%$);③尿 Ca^{2+} 排泄量正常,尿 $Ca^{2+}/Cr<0.2$;④彩色多普勒超声或 CT 等检查显示 LRV 扩张,平卧位时 LRV 扩张段(a)与狭窄段(b)之比>2,脊柱后伸 20 分钟后,a/b>3;⑤LRV 与下腔静脉间的压差>0.49 kPa(约 3.68 mmHg);⑥除外高钙血症、肿瘤、结石、感染、畸形等其他原因导致的非肾小球性血尿;⑦必要时行肾穿刺检查显示肾组织正常或轻微病变。多数学者认为符合前 4 条即可诊断 NCP。

需要指出的是,对于血尿和蛋白尿并存的患者,即使影像学检查符合 NCP 的诊断标准,在作出诊断前也应慎重考虑。因血尿与蛋白尿并存的患者常伴有器质性肾小球疾病,故应慎重排除,同时要注意长期随访,密切监测病情变化。

五、治疗

本病目前尚无特异性的治疗方法。对于单纯性镜下血尿或间断性肉眼血尿的患者,若无明显疼痛且血红蛋白正常,可不予治疗,密切观察即可,大多数的青春期患者随着年龄的增长,侧支循环建立及 SMA 起始部周围脂肪组织的增加,从而使阻遏程度得以缓解,症状可自行消失。

对于血尿症状严重,甚至有贫血倾向,或因血凝块而引起腹痛的患者,可采用手术或介入治疗,解除 LRV 受压现象,缓解临床症状。

手术治疗主要包括 LRV 及 SMA 移位术。前者是在 LRV 注入下腔静脉处切开,修复下腔静脉同时在远离 SMA 处重新将 LRV 吻合于下腔静脉;后者手术原则与前者相同,也是将 SMA 起源于腹主动脉处切开后吻合于其下方,使之远离 LRV。

血管移位手术可以成功解除 LRV 受压,但可导致出血、血栓及肠麻痹等并发症,临床应注意积极处理。

介入治疗即血管内支架置入术,是在局麻下,经数字减影血管造影引导,将金属支架置入 LRV 狭窄处,同时将其边缘固定在下腔静脉,从而解除血管狭窄,缓解临床症状。血管内支架置入因可以引起纤维肌细胞增生,导致血管阻塞,故其长期临床疗效尚待进一步评估;行支架介入治疗的患者应长期进行抗血小板治疗。

中医学历史悠久,有独特的辨证治疗体系,认为 NCP 导致的血尿,属血证范畴,辨证多为血瘀,血瘀日久化热、灼伤血络导致出血;或瘀血阻络,致使血不循经、溢出脉外,故治疗多以清热凉血、活血止血为原则,方多以小蓟饮子和/或四物汤加减治疗。

总之,左肾静脉受压综合征是青春期少年常见的血尿原因,临床多呈一良性经过,随着年龄增长,可以自行缓解,部分严重病例需行手术或介入治疗,但大多预后良好。

第四节　高血压肾损害

高血压分为原发性高血压和继发性高血压,高血压常可引起心、脑、肾等器官的器质性和功能性改变。本病是一种以体循环动脉血压升高为主的全身性疾病。原发性高血压分为良性高血压和恶性高血压。良性高血压可引起良性小动脉性肾硬化症,恶性高血压可引起恶性小动脉性肾硬化症又良性小动脉性肾硬化症又称良性肾硬化症。本节主要阐述原发性高血压肾损害。

一、病因、病机

(一)病因

高血压的病因尚不明确,据调查常与以下因素关系密切。

1.遗传因素

家族遗传、年龄增长等。

2.钠盐食入过多等

钠盐食入过多,钾食入不足,过量饮酒,尿酸增加,吸烟。

3.精神因素

长期精神过度紧张,劳作过度,或活动过少,肥胖。

4.环境因素

噪声,环境污染,北方高寒地区多于南方平原,城市多于乡村。

(二)发病机制

高血压发病机制十分复杂,与以下机制有关。

1.血流动力学改变

高血压使心排血量和外周血管阻力等血流动力学变数异常。年轻的原发性高血压患者,以高流量-正常阻力型为主;老年患者则以低流量-高阻力型为主。实验研究也观测到多种高血压早期均有心排血量增加,其后才出现外周阻力增加。

2.肾钠潴留

盐的潴留是原发性高血压的启动因素,其潴留后引起血容量、细胞外液、心排血量增加,水液过量时,通过体内自动调节机制使血管阻力增加。

3.细胞膜阳离子转运缺陷

原发性高血压患者的细胞膜存在特异性生化缺陷,即可能为某一个或数个主要基因异常而造成膜转运蛋白结构异常,经一系列中间环节,最终导致原发性高血压的发生。

4.血管张力增高,管壁增厚

高血压是血管异常改变的结果。血管异常的改变主要表现为张力升高和管壁增厚,使外周血流阻力增加而导致血压升高。

5.肾素-血管紧张素系统作用

肾素-血管紧张素系统是一个复杂的血压反馈控制系统,对高血压的发病、血压的维持具有重要意义。

6.交感神经系统的作用

交感神经活动的增加,可能参与原发性高血压发病的始动机制,但对高血压维持不起作用。

7.加压素的作用

加压素是强缩血管物质,是由下丘脑内一些神经元合成和释放的抗利尿激素,又称精氨酸加压素。它具有很强的生物活性,参与对肾和心血管活动的调节,可使血管平滑肌强烈收缩致血管阻力加大而血压升高。

8.神经肽

类鸦片活性多肽等似乎与高血压调节和高血压发生机制有一定的联系。

9.激肽-前列腺系统

激肽-前列腺系统作为降压系统,与升压的肾素-血管紧张素系统相抗衡,以维持血压与血容量的恒定。原发性高血压患者的尿激肽释放酶排泄可明显低于正常人,而且对限钠的反应也较正常人迟钝。肾脏激肽释放酶-激肽系统的功能不足,使 PGE_2 生成降低,导致高血压的发展,而 PGE_2 在正常状态下调节着肾脏的抗高血压功能。

10.心房钠尿肽(ANF)

原发性高血压患者的心房对房压及心胸容量增加的反应力较正常人减弱,故 ANF 的释放低于正常人,导致细胞内钠浓度升高。血管收缩及周围阻力增加,成为维持高血压发展的因素。

二、临床表现

高血压可分为缓进型和急进型,后者又称为恶性高血压。一般在 30 岁以上多见。

早期患者常有头痛、头晕、耳鸣健忘、注意力不集中、烦闷失眠、乏力心悸、夜尿增多等症状。

如果长期发展,血压明显持久地升高,则可出现心、脑、肾、眼底、血管等器官的器质性和功能性障碍,甚至可出现高血压危象。

三、理化检查

(1)尿液检查:尿常规可见蛋白,红细胞和颗粒管型,NAG,尿微量蛋白增高。

(2)血生化检查:氮质血症,肌酐升高,血浆肾素活化增高。

(3)心电图:呈左心室高电压,严重者伴心肌劳损,心电轴左偏。

(4)B超检查:双肾回声粗乱,早期大小形态可正常。

(5)心脏 X 片:主动脉迂曲延长,主动脉弓突出,左心室增大。

(6)眼底检查:常表现为Ⅰ、Ⅱ、Ⅲ或Ⅳ级眼底改变。

四、诊断

(一)缓进型高血压病

起病隐匿,进展缓慢,早期可有较长时间的无症状期,常在体检时发现,以后可有头晕、头痛、健忘、失眠等症状,如不经治疗一般 5 年以后可出现肾脏、心、脑等器官的器质性和功能性损害,此型占高血压的绝大多数。目前我国高血压的诊断标准为:理想血压<16.0/10.7 kPa(120/80 mmHg),正常血压<17.3/11.3 kPa(130/85 mmHg),正常偏高血压 17.3～18.5/11.3～11.9 kPa(130～139/85～89 mmHg),1 级高血压 18.7～21.2/12.0～13.2 kPa(140～159/90～99 mmHg),2 级高血压 21.3～23.9/13.3～14.5 kPa(160～179/100～109 mmHg),3 级高血压≥24.0/14.7 kPa(180/110 mmHg),收缩期高血压≥18.7 kPa(140 mmHg)或

$<$12.0 kPa(90 mmHg)。

(二)急进型高血压

急进型高血压又称恶性高血压,临床上较少见,占高血压患者的 1%~5%。某些缓进型高血压和继发型高血压,也可在病程中某一阶段转化为急进型。其原因尚不明确。可能与肾小管内栓塞形成有关。其临床表现基本上与缓进型高血压相似,但本型病情发展迅速和严重,舒张压多持续$>$17.3 kPa(130 mmHg),多在 2 年内,快者数月内出现严重的心、脑、肾的损害,发生心力衰竭,脑血管意外和尿毒症。

急性高血压脑病表现:表现为血压突然显著升高、剧烈头痛、呕吐、黑蒙、烦躁、惊厥、昏迷、视盘水肿、暂时性偏瘫、失语等高血压危象。

由于全身细小动脉一过性强烈痉挛,使血压急剧上升,患者出现头痛、多汗、皮肤苍白、视物模糊、心动过速、急性肺水肿,而发生高血压脑病。

(三)高血压肾损害的病理变化

在轻、中度原发性高血压病程早期相当一段时间内并无明显的肾脏结构及功能上的改变,只有肾脏调节功能的减弱,表现为高钠负荷、急性容量扩张等。急性容量扩张等非生理状态的适应能力降低。经历一定时间后逐渐出现肾小管损伤及功能改变为特点的异常。

一般原发性高血压病情持续稳定的发展 5~10 年后可出现轻至中度肾小球硬化,继而累及肾单位,通常称为良性肾小动脉硬化。约有 7%的原发性高血压患者,在其疗程中突然出现进行性血压升高,从而可转化为恶性高血压。这些病例和那些在发病初期即表现为恶性高血压者,其肾脏的病理改变发展迅速而严重,多伴有进行性肾功能减退,称为恶性肾小动脉硬化。

1.良性肾小动脉硬化症

良性肾小动脉硬化症是以入球小动脉和小叶间动脉管壁硬化为主要病理表现,继发相应肾实质的缺血萎缩,最后发生纤维化、硬化,肾功能不全。此过程非常缓慢,早期仅有夜尿增多,伴尿电解质排泄增加,轻度蛋白尿,24 小时尿蛋白 $<$1.0 g,尿 NAG 酶、β_2-微球蛋白增高,尿酸排泄也减少。

B超检查可见肾脏呈轻度对称性缩小,肾盂、肾盏无异常。

2.恶性肾小动脉硬化症

恶性肾小动脉硬化是恶性高血压脏器损害的一部分,主要是入球小动脉和小叶间动脉增殖性内膜炎,小动脉呈黏液性变性,管腔显著变窄,甚至关闭,好似无数的夹钳,阻塞着小动脉,血浆肾素活性明显增高。但这些血管损害是可逆的,严密控制血压可减缓恶性高血压肾硬化的形成和发展。

五、鉴别诊断

原发性高血压肾损害主要与继发性高血压相鉴别。继发性高血压占高血压病总数的5%～10%,其中有些是可以通过手术的方法治疗,或内科治疗原发病,因此,要重视在临床上确诊为原发性高血压时,必须排除继发性高血压,特别要注意的是年轻高血压患者。

(一)肾实质性高血压

肾实质性高血压主要因肾脏慢性实质性疾病引起,常见的疾病有慢性肾小球肾炎、狼疮性肾炎、硬皮病、多种血管炎、多囊肾、糖尿病肾病等。由于原发性肾病常较为隐匿,可以没有肾脏病的表现,仅有轻度的尿检异常,因此,常被误诊为原发性高血压。

在此种情况下,经询问病史、年龄、高血压与肾功能损害的时间顺序,有无原发性肾病的证据和视网膜病变时,有条件者可作肾活检诊断。

(二)肾血管性高血压

肾血管性高血压为一侧或双侧肾动脉主干,或分支狭窄、阻塞所致的高血压,病因以大动脉炎最常见,其次为肾动脉纤维肌性结构不良和动脉粥样硬化。前二者好发于年轻女性,后者多见于50岁以上男性,收缩压>26.7 kPa(200 mmHg),舒张压>16.0 kPa(120 mmHg),一般降压效果不佳,约80%的患者于脐上部可闻及高调的收缩期,或收缩期及舒张期双期血管性杂音。血管造影是一种较好的诊断方法。如及时解除动脉狭窄和阻塞,高血压即可逆转。

(三)原发性醛固酮增多症

因肾上腺皮质肿瘤或增生,醛固酮分泌增多,导致水、钠潴留,进而引起血压升高。血压升高时伴有低血钾表现,常见多饮、多尿、肌无力或麻痹、血钾降低、尿钾升高等,血浆醛固酮增高,肾素活性降低。

本病多见于青年女性,血压多呈中度高血压。

B超、CT、磁共振成像可确立肿瘤部位。

(四)嗜铬细胞瘤

嗜铬细胞瘤起源于肾上腺髓质或交感神经节,可大量分泌去甲肾上腺素和肾上腺素,引起阵发性或持续性高血压,患者常有剧烈头痛、恶心、呕吐、心悸、面色苍白,历时数分钟或数天,发作间歇血压可正常。血压升高时,测定血中儿茶酚胺有助于诊断。B超、CT、MRI即可定位。

六、诊断标准

原发性高血压肾损害诊断标准如下。

(一)病史

在出现蛋白尿前,一般有5年以上的持续性高血压,程度一般>21.3/14.7 kPa(160/110 mmHg)者。

(二)临床症状

时常有头晕、头胀、眼花、记忆力减退、腰困背重、乏力表现,一般年龄在30岁以上者多见。

(三)尿常规检查

镜检尿蛋白(+)~(++),镜下血尿、管型尿,24小时蛋白定量不超过1.5 g,尿微量白蛋白增高者。

(四)眼底检查

视网膜动脉硬化,或动脉硬化性视网膜改变。

七、治疗

无论是原发性高血压,还是继发性高血压,其共同的病理基础是小动脉痉挛性收缩或硬化,周围血管阻力增加,从而导致血压升高。

高血压肾损害的治疗首要目标及意义主要是抗高血压治疗,兼以应用抗凝降纤治疗原则。肾脏是高血压损害的主要靶器官之一,同时又是血压调节的重要器官。高血压可对肾脏造成损害,肾脏对体液平衡调节障碍及活性物质等代谢障碍,又可加剧高血压的程度。为此控制高血压对于防治原发性或继发性肾脏病的发展,积极保护肾功能起着十分重要的作用。高血压肾损害及抗高血压药物应用如下。

(一)ACEI、ARB

ACEI其主要作用抑制血浆中血管紧张素Ⅰ转变为血管紧张素Ⅱ,抑制心、脑、血管壁、肾脏、肾上腺等局部组织中血管紧张素Ⅱ的合成,减缓激肽降解,增加前列素的释放,降低交感神经兴奋性和去甲肾上腺素的释放,使内皮细胞合成内皮素,减少和生长血管舒张因子增多,并减少醛固酮释放,从而降低血压。

ACEI 抗高血压的特点,可改善胰岛素抵抗和糖代谢异常,对脂质代谢无不良影响。对肾素依赖性高血压疗效良好,并可保护肾功能,是治疗高血压肾损害和肾性高血压蛋白尿的首选药物类。

盐酸贝那普利(洛丁新)5～10 mg,每天 1 次口服;卡托普利 12.5～25 mg,每天 2 次口服,或每天 3 次;依那普利 10 mg,每天 2 次口服。应用时选上药一种即可,妊娠和肾动脉狭窄、肾功能不全、血肌酐＞265 μmol/L 者禁用。有少数人服后咽痒干咳反应。

血管紧张素Ⅱ受体拮抗剂:有氯沙坦钾片(科素亚),起始常用剂量为 50 mg,每天 1 次口服,部分患者根据血压情况,每天剂量可增加至 100 mg;缬沙坦 80～160 mg,每天 1 次服用;伊贝沙坦等,降压效果类似于血管紧张素转换酶抑制剂,而且耐受性好,不良反应轻微。注意事项同 ACEI 类药物。

(二)钙通道阻滞剂

本类药物可阻滞钙离子转运入肌肉细胞内,阻滞血管平滑肌细胞膜钙通道,抑制平滑肌的收缩,降低外周血管的张力从而降低血压。同时,钙通道阻滞剂可增加肾、心冠状动脉、脑血管的血流,舒张外周血管平滑肌,抗血小板聚集,不影响糖和脂的代谢。

钙通道阻滞剂分 3 类:①二氢吡啶类,包括硝苯地平、尼群地平、尼卡地平、拉西地平等地平类;②苯噻氮䓬类,如地尔硫䓬等;③苯烷基胺类,包括维拉帕米、戈洛帕米等。苯噻氮䓬及苯烷胺类也称非二氢吡啶类。

应用本类药物治疗高血压肾损害或继发性高血压是首选的常用药物。可根据病情血压情况及药物作用时间选择应用。本类药物不良反应轻微,偶有面部潮红、恶心、水肿、直立性低血压。少数患者有阳痿等不良反应。孕妇忌用。

(三)利尿降压剂

利尿剂仍是常用的降压药,其主要作用机制是促进肾脏排泄钠和水,减低血容量而起到降压作用,并有增强其他降压药物的功效,故常为第一线的降压药物。其不良反应可引起低钾血症、高尿酸血症、高胆固醇血症和高三酰甘油血症,及葡萄糖耐量降低。噻嗪类利尿药比襻利尿药的降压效果好,唯有肾功能不全患者噻嗪类利尿药治疗无效,此时应使用襻利尿药。如螺内酯(安体舒通)、氨苯蝶啶等保钾利尿剂,对降压疗效不佳。在肾功能不全的患者,本类药有导致高血钾的危险,应予以注意。在噻嗪类药物中常使用氢氯噻嗪 25～50 mg,晨起 1 次服用,即可产生 24 小时的抗高血压作用;或 25 mg,每天 2 次服用。襻利尿剂的利尿作用起效快,作用持续时间短,不一定作为基础抗高血压药物,但在肾功能不全时,可选用襻利尿剂。潴钾利尿剂一般不单独用于抗高血压治疗,痛风患者忌用,糖尿病和高脂血症患者慎用。

(四)交感神经阻滞药

交感神经阻滞降压药是抗肾上腺素药,它能拮抗肾上腺受体,又称为"肾上腺素受体拮抗剂"。

肾上腺素受体拮抗剂,根据其拮抗的受体亚型不同,可分为 α、β 受体拮抗药及 α 受体拮抗药和 β 受体拮抗药三大类。它们具有拮抗 α 受体效应(外周血管收缩等)的作用和拮抗 β 受体效应(心脏收缩、心率加速、支气管平滑肌舒张等)的作用。

1.β 肾上腺能受体拮抗药

本药仍为治疗高血压广泛使用的药物。其药理作用为可阻断心肌 β 受体减慢心率,抑制心脏收缩力与房室传导,循环血容量减少,心肌耗氧量降低;并能抑制肾素的释放,导致血浆肾素浓度下降,减少中枢交感神经冲动的输出。临床常用于治疗多种原因所致的心律失常,如室性及房性期前收缩(疗效较好)、窦性及室上性心动过速、心房颤动,但室性心动过速宜慎用;也可用于心绞痛、高血压。

有学者认为,肾性高血压患者以使用纳多洛尔(萘羟心安)40～240 mg,每天1 次顿服较好。因其能增加血流量,特别是适用于肾功能损害者。

本类药品的不良反应有心动过缓、疲倦和睡眠不宁,兼有引起阳痿者,有轻度增加血钾和三酰甘油的作用。心力衰竭房室传导阻滞、阻塞性肺气肿或支气管哮喘者禁用。

本类药品代表药物有普萘洛尔(心得安)、噻吗洛尔、纳多洛尔、索他洛尔、氧烯洛尔、阿普洛尔、吲哚洛尔、卡替洛尔等。

2.α 肾上腺能受体拮抗剂

本类药物可竞争性地与 α 受体结合而产生拮抗神经递质,或 α 激动剂的效应。本类药物又分 α₁、α₂ 两种亚型。它们的效应主要表现在血管舒缩及血压方面,多作为血管舒张药和降压药应用。本类代表药物有酚妥拉明(立其丁)、妥拉唑林、酚苄明、哌唑嗪等。极少数患者服用后可有"首剂"直立性低血压而晕厥、心悸等表现,老年人慎用,肾功能减退者忌用。降压作用不稳定,临床上主要应用于血管痉挛性疾病,如肢端动脉痉挛,手足发冷,闭塞性血栓静脉炎等。

3.α、β肾上腺能受体拮抗剂

此类药物为混合剂,故兼有α受体和β受体拮抗作用,对高血压的疗效比单纯α受体和β受体拮抗剂为优,多用作降压药。主要不良反应有恶心、头晕。对哮喘、心力衰竭、慢性阻塞性肺疾病、心脏传导阻滞者忌用,糖尿病慎用。肝毒性较大,肝病患者忌用。本类代表药有拉贝洛尔、布新洛尔、地来洛尔、阿罗洛尔等。

4.中枢肾上腺能抑制药

本类药物主要作用在脑干,可使交感神经传导冲动受阻,因而出现降压作用。本类代表药物有利血平、降压灵、降压平、降压静、甲基多巴等,其主要不良反应有嗜睡、疲倦、阳痿和直立性低血压,时有引起肝损害。

5.末梢性交感神经抑制药

本类药品可抑制去甲肾上腺素释放的外周性作用,使外周血管阻力下降,具有良好的持续性降压作用,对心功能无显著影响。不改变心搏出量、心排血量及肾小球滤过率,代表药物有胍乙啶、胍那苄(氯苄胺胍)等。其主要不良反应有直立性低血压和性功能障碍,老年人慎用。

6.神经阻滞剂

本类药物常用于高血压,其不良反应有视力模糊、口干、头晕、便秘、排尿困难、阳痿等。心肌梗死、肾功能减退者忌用。本类药物有美卡拉明等。

(五)直接扩张血管降压药

本类药物可直接作用于血管平滑肌而扩张周围血管,使血压下降,起效快,并能增加肾血流量,降压作用为使小动脉扩张,外周阻力降低而致血压下降。其特点为舒张压下降明显,现多用于肾性高血压及舒张压较高的患者。单独使用效果不甚好,且易引起不良反应,故多与利血平、胍乙啶、普萘洛尔合用,以增加疗效及消除不良反应。此类药物有硝普钠、肼屈嗪(肼苯哒嗪)、米诺地尔(长压定)、二氮嗪(降压嗪)、双肼屈嗪等。肾功能不全、甲状腺功能低下者慎用。肾功能不全者常加用利尿剂。

(六)高血压危象的治疗

原发急进型高血压和继发性高血压或恶性高血压,均可发生高血压危象,收缩压为 26.7 kPa(200 mmHg),舒张压为 16.0 kPa(120 mmHg)以上者,如不及时治疗可致死亡。应采取静脉滴注降压药的方法进行控制,力求在 30~60 分钟内将舒张压控制在 13.3 kPa(100 mmHg)以下。

硝普钠是抗高血压危象的首选药物(妊高征不宜应用),疗效确切可靠,作用迅速,给药 5 分钟即可显效,停药后作用维持 2～15 分钟。

用法:将 50 mg 硝普钠加入 500 mL、5％葡萄糖注射液中(0.1 mg/mL),开始静脉滴注,速度为每分钟 0.5 μg/kg(10 滴),然后根据血压情况加速滴注,直到血压降至 18.7～20.0/12.0～13.3 kPa(140～150/90～100 mmHg)。注意在用药过程中应用心电、血压监护仪观察血压和心电图、心率情况,调节滴数。

在应用硝普钠时,应同时应用呋塞米 40～60 mg 肌内注射或静脉滴注,可协同降低血压和防止并发的水、钠潴留。因硝普钠作用短暂,故在调节输注至合适剂量时应同时加用一些维持性口服降压药。硝普钠停用要逐渐减量,并继续应用口服降压药。一般当舒张压降至 13.3 kPa(100 mmHg)时,就给予口服呋塞米 10 mg、硝苯地平 10 mg、卡托普利 25 mg,8 小时 1 次,在服药 30 分钟后,硝普钠即可试行逐渐减慢滴速,直到停用;然后继续服用上述药品,血压稳定后逐步调整口服降压药。应注意硝普钠不良反应有低血压、恶心、呕吐等,或肌肉痉挛、精神不安、厌食、皮疹、出汗、发热。使用超过 3 天或肝肾功能不全者,其代谢产物氰酸盐浓度会过高,应注意中毒。

(七)原发性高血压肾损害及肾性高血压药物的选择及用法

1.降压药的选择

应根据肾病的损害程度、病理生理改变、血压升高程度和所见合并症情况选择降压药。肾损害时应首选 ACEI、ARB、钙通道阻滞剂和利尿降压药。

上述药物有保护肾功能,改善肾血流量,降低尿蛋白排出的作用。有心动过速时宜加用β、α 受体拮抗剂;水肿严重时应选用利尿降压剂;有心绞痛或支气管哮喘时,宜选用钙通道阻滞剂。

2.降压药的用法

首选一种药,从小剂量开始,当应用 1 周后,达不到降压目的时可逐渐加大用量。如果效果不明显时,可加用不同类型、作用机制不同的药物一种或两种,视病情和个体情况而定。作用机制相同的药物一般不主张合用。

3.联合用药的原则

联合用药可增强疗效,减少各种药物剂量,抵消或减少各种药物的不良反应,一般以 2～3 种药合用即可。应用易引起水、钠潴留的降压药物时,可配合利尿降压药;应用易引起反射性交感神经活性增强的降压药时,可加用β肾上腺能受体拮抗剂为宜。

4.降压水平幅度

尚未产生心、脑、肾并发症和可降至理想血压水平;已产生心、脑、肾损害,尤其是损害严重的晚期患者,降压速度宜缓慢,一般降至 18.7～19.3/11.3～12.0 kPa（140～145/85～90 mmHg）即可。不要因降压过低或过快而影响心脑肾等重要器官的血流灌注,对老年患者更应注意不要降的过快过急。

第五节 肾血管性高血压

肾血管性高血压(RVH)是由于各种原因引起的肾动脉口、主干及其主要分支狭窄和阻塞引起实质缺血而导致肾素-血管紧张素-醛固酮增多,激肽释放酶-激肽前列素减少而产生的继发性高血压,是继发性高血压的常见病因。在我国RVH 的病因以大动脉炎为主,约占 60%,其次为纤维肌性发育不良及粥样动脉硬化。本病的发病率占高血压患者总人数的 4%。如早期诊断发现,合理治疗,手术有效率可达72%～94%。

一、病因、病机

本病确切病因,目前还不完全清楚,大概与以下因素有关。

(一)病因

1.先天发育异常

先天性肾动脉发育异常,肾动脉纤维肌发育异常,肾动脉瘤、肾静脉瘤,多见于儿童。

2.免疫功能失调

由于免疫功能失调而引起的全身大动脉炎,由于免疫复合物在血管壁的沉积,或细胞免疫异常,T 细胞和巨噬细胞增殖、浸润对血管壁的破坏等。

3.其他

动脉粥样硬化、斑块性狭窄。

(二)病理机制

1.全身大动脉炎

因全身大动脉炎累及肾动脉炎,呈全层动脉炎,其内膜因结缔组织增生而增厚变硬,使管腔狭窄。内膜有糜烂坏死,病程长者呈纤维化钙化;中层膜的弹性纤维和平滑肌组织变性坏死断裂或消失,外膜也呈纤维性增厚,在动脉壁全层均可见有淋巴细胞、单核细胞和浆细胞浸润。

2.肾动脉纤维肌性发育异常

累及动脉内膜、中层和外膜下区域,其中最常见类型为肾动脉中层的纤维肌性增生,约占65%,右肾动脉较左肾动脉常见和严重。双侧肾动脉均受侵犯是常见的,但常以一侧病变较突出,结果使管壁增厚,管腔狭窄,病变可累及肾动脉的主要分支。

3.肾动脉粥样硬化

某部分血管硬化斑块的阻塞,使肾动脉管腔狭窄而发生高血压,其中约半数进展很快。严重者可以引起动脉腔完全阻塞,其本病以左肾动脉较右侧常见,约30%的患者为双侧性,但以一侧狭窄较严重。

4.高血压机制

肾血管性高血压的病理机制主要与肾动脉狭窄而致血流量减少,或肾动脉压降低,使肾素-血管紧张素增加,继发性醛固酮增多,肾内降压拮抗系统的激肽-前列素等调节功能发生障碍有关。

一般来说,在肾血管性高血压初期,肾素是引起血压增高的主要因素,激肽释放酶、激肽前列腺素系统也受到影响,随即水、钠潴留,容量扩张。当肾功能逐渐减退时,分泌肾素及产生各种降压能力也随之减低,加重肾间质顺应性下降,此时,虽然解除了动脉狭窄,高血压的改善也可能不明显。

5.肾实质的变化

在狭窄动脉所供血的区域,由于肾缺血,可致病肾肾小血管变性、坏死、萎缩和间质纤维化,肾小球玻璃样变性,肾单位萎缩,最后出现肾硬化。健肾早期可出现代偿性增大,但在高血压长期影响下,晚期也出现肾硬化,导致肾衰竭。病肾的肾小球旁器细胞增多,胞浆内颗粒增加,肾小球旁器内肾素前质含量增加,提示肾素增加。

二、临床表现

(1)年龄、性别:起病年龄多<30岁,青年女性较多,或为>50岁。

(2)高血压特点:舒张压升高较明显,>14.7 kPa(110 mmHg),高血压发生突然,或在原有高血压基础上,血压突然升高,较少有高血压家族史。

(3)临床表现:常有头晕、头痛、乏力、盗汗、烦躁易怒等表现。

（4）实验室检查：初期尿常规正常，肾功能多无明显损害变化。

三、诊断与鉴别诊断

肾血管性高血压与原发性高血压（特别是急进性、急进性恶性高血压）临床表现酷似，单靠临床表现和监测血压很难鉴别确诊。

（一）诊断

（1）严重高血压：舒张压持续升高≥16.0 kPa（120 mmHg），收缩压持续≥24.0 kPa（180 mmHg）以上者。

（2）年龄性别：年龄＜30岁，女性高血压者应考虑大动脉炎，年幼儿童应考虑先天性肾动脉狭窄。年龄＞50岁者，应考虑动脉粥样硬化。

（3）抗药性高血压：高血压患者对标准降压药治疗无效，或高血压经降压药治疗后，已控制得很好，后来却突然不能控制。

（4）血管杂音：上腹部、四肢部或腹股沟，可有高调的收缩期吹风样杂音。

（5）彩色多普勒检查：对肾血管扫描可观察到肾动静脉内的流速和狭窄情况，肾实质的形态大小回声情况。

（6）双肾动脉造影：仍是肾血管性高血压诊断的金标准，它可以确立狭窄的部位，病变范围，狭窄的程度和引起肾动脉病损的性质。大动脉炎多侵犯肾动脉连接主动脉开口处。动脉粥样硬化主要侵犯肾动脉近主动脉端。纤维肌性发育异常多侵犯肾动脉的中断或远端，有时可扩展至肾动脉主要分支，病损呈长的念珠状。

（7）血浆肾素活性测定。

（8）尿常规沉渣检查可见蛋白尿、血尿。当肾功能损害时，肾小球滤过率下降，血 Cr、BUN 升高。

（二）鉴别诊断

鉴别诊断需与原发性高血压（急慢性恶性高血压）和肾实质损害继发性高血压相鉴别。

1.原发性高血压

年龄较大，多数患者舒张压＜16.0 kPa（120 mmHg），收缩压＜24.0 kPa（180 mmHg），无肾脏病史。

2.肾性高血压

有肾脏疾病史，如尿蛋白、尿血、水肿等，晚期多有肾功能不全贫血等。

3.内分泌性高血压

如皮质醇增多症、嗜铬细胞瘤、甲状腺功能亢进等。

四、诊断标准

(1)年龄、性别、发病时间:以往血压正常,而在年龄<30岁或>50岁时,突然短时间内发生高血压,尤其是年轻严重高血压者。

(2)严重高血压伴有低钾血症。

(3)药效差:对常用的降压药,对严重高血压疗效差,不能控制的。

(4)彩超检查:双肾形态大小不一致,肾动脉血流受阻,有明显的狭窄部位。

(5)双肾动脉造影:肾动脉主干或分支明显狭窄和阻塞。

(6)尿液检查:尿蛋白、血尿,或血液检验,血尿素氮、肌酐升高,肾小球滤过率下降。

五、治疗

肾血管性高血压的主要治疗目标是控制高血压,以防止高血压继发的靶器官损伤;纠正严重的肾动脉狭窄,以防止肾功能减退;使已受损的肾功能及其他靶器官得到恢复。治疗方法有内科治疗和外科治疗。

(一)内科治疗

本病的用药治疗方法与原发性高血压的治疗基本相同。本病的主要首选药物为 ACEI,从小剂量起始逐渐增加用量。同时可配用利尿降压剂,或 β 受体拮抗剂、钙通道阻滞剂。ACEI 和 β 受体拮抗剂疗效可靠。高血压能被成功控制率达 85%~95%,原因是它们能成功地对抗肾素-血管紧张素的作用并保护肾功能。在应用降压药时,应根据患者的个体差异,血压不能降得过低,以防肾血流灌注不足而导致肾功能严重损害。所以,血压应保持在一定水平。药物治疗也是术前治疗的基础,也可以对轻症患者或不宜、不愿手术治疗的患者采取药物治疗。全身大动脉炎引发肾脏动脉炎受损者,可应用糖皮质激素及细胞毒类药物治疗。

(二)外科治疗

肾血管性高血压的治疗以介入性方法或开放性手术治疗为主,是解除狭窄肾动脉的根本措施。经过多年的临床实践和技术上的完善,介入性方法治疗目前已成为治疗肾血管性高血压的首选方法。一般适用于肾动脉主干或其他主要分支节段性狭窄,管腔狭窄>50%的患者,狭窄处无钙化,需经皮腔内肾动脉支架放置术,此术疗效佳,创伤小,可多次重复实施,并发症少见。

开放性手术治疗限于肾外肾动脉或合并有腹主动脉病变的患者,手术方式的选择需根据病变的部位、性质及患者对手术打击的耐受程度等综合方面考虑。

第六节　缺血性肾脏病

缺血性肾脏病(IRD)是由多种因素引起的双侧肾动脉狭窄或闭塞,或孤立肾肾动脉狭窄导致的严重肾脏血流动力学改变,使肾脏灌流量减少,肾小球滤过率下降,肾功能不全,以及肾实质损害的慢性肾脏疾病。即指慢性缺血作为主要原因和始动因素所引起的肾脏病变,方可认为是缺血性肾脏病(此主要谈动脉粥样硬化而引起的缺血)。

随着人口老龄化的进展,以及糖尿病、高血压和动脉粥样硬化患者的增多,缺血性肾脏病明显增加。缺血性肾脏病发生率的平均年上升速度已达12%,超过糖尿病肾病的8.3%。此病成为成长最快的终末期肾脏疾病的病因性疾病,老年人中常见此病证。

一、病因、病机

(一)病因

由多种原因引起肾脏的大、中、小动脉病变引发的肾脏血管狭窄、阻塞,肾脏血液供应不足,均可导致肾缺血的发生,常见因素如下。

1.动脉粥样硬化

动脉粥样硬化是中老年人缺血性肾脏病最常见的病因,有相当高的发病率,并且随年龄增大有升高趋势,动脉粥样硬化可限于肾脏动脉本身,占15%～20%,临床上较难诊断,也可同时累及肾动脉、腹主动脉、冠状动脉、脑动脉或四肢动脉等,占80%～85%。

2.动脉狭窄和胆固醇结晶栓塞

动脉狭窄和胆固醇结晶栓塞是中老年缺血性肾病患者的原因之一。

3.高血压

原发性高血压和继发性高血压经治疗未控制者。

4.大动脉炎

年轻缺血性肾病患者发生肾动脉狭窄大多是因为多发性动脉炎和纤维肌增生不良,其中大动脉炎在我国多见,主动脉瘤、结节性多动脉炎及创伤等相对少见。

5.肾小球病变

肾小球肾炎、肾小血管炎、肾小管间质病变、药物性肾病、慢性间质性肾病、糖尿病肾病、慢性肾盂肾炎等均有缺血因素参与。

(二)病理机制

1.肾脏血液灌注减少

肾脏血流量与肾功能有着十分密切的关系,其中肾脏髓质对缺血非常敏感。当肾动脉狭窄时,肾脏血流灌注逐渐减少,肾内血流重新分配。同时由于代谢的需求及肾小管对溶质再吸收减少等原因,使得氧消耗也减少,从而保证组织包括髓质一定的血液灌注及氧的需要。此时,肾髓质常常处于缺氧边缘状态,一旦出现急性血液灌注的变化,则可发生肾小管坏死。如果当肾动脉狭窄>75%时,肾脏的自动血流调节机制不足以维持肾脏的血液灌注,即开始出现肾小管萎缩。初始肾小管细胞尚有再生的能力,若及时纠正缺血,肾小管结构有恢复的可能;但持续严重的缺血,则将出现肾小球的皱缩和相应肾小管结构的损伤及局部炎症反应。

2.肾素-血管紧张素改变

当肾脏出现低灌注时,肾素-血管紧张素系统被激活,其不仅在肾血管性高血压的形成中起关键作用,而且可直接或间接导致多种病理生理反应,而致肾脏损伤。血管紧张素Ⅱ具有双重作用,它在收缩出球小动脉,提高灌注压维持肾小球滤过率的同时,导致了一系列的病理级联反应,造成进行性肾损害。

(三)病理表现

肾小管上皮细胞剥脱凋亡和灶心坏死,小管萎缩,小管基底膜多层化,局灶性间质性反应或坏死,肾内小动脉中层增厚及玻璃样变,弓形动脉纤维弹性组织变性,胆固醇碎片致动脉局灶梗死。肾小球的改变多继发于小管及血管改变,出现较晚肾小球局灶节段性硬化改变,而逐渐导致肾单位纤维化或斑片状肾皮质瘢痕形成,最后导致整个肾脏萎缩。

二、临床表现

(一)病史

此病常发生于 50 岁以上老年人,常伴有身体其他部位如心、脑、外周血管动脉粥样硬化,30 岁以下女性患者多为大动脉炎及肾动脉狭窄者。

(二)血压

高血压病史者,或不伴高血压者。

(三)肾功能

进行性减退,肾小管浓缩功能损害出现早,患者夜尿增多,尿比重下降,肌酐清除率下降,继而出现血清肌酐升高。

(四)常见原发病

糖尿病肾病患者,或原发性及继发性肾小球疾病患者。

(五)疼痛

常有肾区隐痛或叩击痛。

(六)发病年龄

老年人出现原因不明的进行性肾功能不全,伴随尿常规检查轻微异常,B 超检查双肾大小不对称,表现为难治的高血压老年患者。出现较快的进行性肾功能不全,提示有缺血性肾功能不全。

(七)肾性高血压

当老年患者有动脉粥样硬化性肾动脉狭窄的同时,引起肾血管性高血压时常有以下特点。

血浆肾素-血管紧张素-醛固酮水平增高,患者出现低血钾。对 ACEI 或 ARB 敏感,服药后血压可陡降或突然诱发肾衰竭。

原本稳定的高血压突然变化,甚至迅速进展为恶性高血压,多种抗高血压药物联合治疗无效,呈难治性高血压表现。

患者还可反复发作急性肺水肿,其中部分患者并存冠心病,是导致急性肺水肿因素之一,但部分患者冠状动脉完全正常,故急性肺水肿发病更主要与高肾素性高血压相关。

三、诊断与鉴别诊断

目前无统一的诊断标准。许多缺血性肾病患者,临床症状较隐匿,临床主要依据肾动脉狭窄和慢性肾功能不全同时存在,而作出缺血性肾病的诊断。肾动脉粥样硬化狭窄所致的缺血性肾病的临床表现提示如下。

(一)诊断

1.老年 50 岁以上有以下疾病者

嗜酒、冠心病、高血压、高胆固醇血症、糖尿病、老年性心力衰竭病史。周围血管病变等患者出现不能解释的进行性肾功能不全,伴随轻度尿异常和肾脏大小不对称。

2.并发肺水肿

高血压伴肾功能不全的老年患者反复出现肺水肿、少尿或夜尿增多者。

3.难治性高血压较快出现肾功不全

表现为难治性老年高血压者出现较快进行性肾功能不全,应用 ACEI 或 ARB 治疗后,肾功能不全急剧进展,乃至出现肾衰竭。

4.原因不明的肾功能不全

具有全身动脉粥样硬化病的老年患者,出现原因不明的进行性肾功能不全,血肌酐、尿素氮升高者。

5.尿常规沉渣检查

轻微异常,轻度蛋白尿,镜下少量红细胞及管型,夜尿增多,双下肢轻度水肿。

6.B 超检查

彩超检查双肾体积大小不对称,可发现肾动脉主干血流加速及肾内血流阻力指数减低,肾脏回声粗乱,对本病的诊断意义较大。

7.肾动脉造影

肾动脉造影能准确显示肾动脉狭窄部位、范围、程度及侧支循环形成情况,是诊断肾动脉狭窄的金标准。缺点是具有创伤性(而且需用碘造影剂)。

(二)鉴别诊断

应与良性小动脉硬化症及小动脉胆固醇结晶栓塞引起的慢性肾脏缺血性改变相鉴别。

1.良性小动脉硬化症

良性小动脉硬化症有长期的持续的高血压,常有 10 年以上高血压病史。而缺血性肾脏病可不伴高血压,或仅有短期高血压。良性小动脉硬化与缺血性肾脏病,临床表现相似,但良性小动脉硬化很少见,双肾大小不对称。肾脏病理改变均显示肾实质缺血改变。良性肾小动脉硬化患者,肾小动脉硬化十分突出,而缺血性肾脏病不伴高血压时,肾小动脉硬化可不明显。除上述各点外,有无肾动脉粥样硬化狭窄是两病鉴别的关键。良性小动脉硬化患者,无肾动脉粥样硬化狭窄,缺血性肾脏病却明显存在。

2.肾小动脉胆固醇结晶栓塞

肾小动脉胆固醇结晶栓塞又称"粥样栓塞性肾病",与缺血性肾病一样,均可由肾动脉硬化引起。血管外科手术或导管插管,诱发管壁粥样硬化斑大量碎裂,胆固醇结晶广泛栓塞肾小动脉时,临床出现急性肾衰竭;而管壁粥样硬化斑反复自发小量破裂,引起肾小动脉多次小范围栓塞时,临床呈现进行性慢性肾衰竭。后者需与缺血性肾脏病相鉴别。鉴别的要点是在肾穿刺组织的小动脉和肾小球中发现胆固醇结晶。

在此,应该注意的是肾动脉粥样硬化性缺血性肾脏病,常能与良性小动脉性肾硬化症和胆固醇结晶栓塞同时并存,同时共同致肾脏缺血性损害,加速肾衰竭的进展。

四、诊断标准

(1)顽固性高血压:顽固性高血压应用多种药物不宜控制者。

(2)突发高血压:近期突然发生高血压。

(3)老年患病者:老年冠心病、充血性心力衰竭和周围血管病变者,反复出现肺水肿;原因不明的肾功能不全或在短期内发生肾衰竭者。

(4)服用 ACEI 类药物后出现肾衰竭者。

(5)彩超检查:双肾体积大小不一,或回声粗乱,一侧或两侧肾萎缩者。

(6)尿常规沉渣检查:常有少量白蛋白或红细胞。

目前,临床对年轻患者肾血管性高血压的诊断一般较熟悉,但对老年患者缺血性肾病的诊断较生疏,易误诊漏诊。一般来说,发现老年人肾功能减退超出一般老龄生理性下降速度,肾脏一侧或双侧开始萎缩,但无其他肾脏病证据,无尿沉渣的变化,无明显蛋白尿者,则应高度怀疑是否存在缺血性肾病。诊断肾动脉狭窄的金标准仍然是肾动脉造影。

五、治疗

随着我国人均寿命的延长,营养条件的改善及生活习惯的改变,缺血性肾脏病在逐年上升,而且预后较差,其病死率较高。由于动脉粥样硬化缺血性肾病进展快,大部分缺血性肾脏病可转为急慢性肾衰竭,故应采取积极措施抢救残存肾功能,以尽早保护和恢复患者的肾功能,改善患者的生存质量和延期生存率。

治疗措施包括介入治疗、血管重建术和药物治疗。

(一)药物治疗(疗效不理想)

1.降压药物的选用治疗

首先选用钙通道阻滞剂控制高血压,改善肾脏的血流灌注,保护残存肾功能。但肾功能的恶化率仍很高,应慎用或不用 ACEI 类药物和利尿药物。ACEI 类药物可以加速患肾萎缩,促使纤维化。

2.降脂治疗

如应用辛伐他汀类药物。

3.抗血小板聚集药物

双嘧达莫(潘生丁)、阿司匹林等,抗氧化药物如 ATP 等。

4.控制高血糖

对于高血糖患者应严密控制高血糖。

5.中药制剂

活血化瘀类:丹红注射液、苦碟子等。

(二)介入治疗

介入治疗包括经皮腔肾血管成形术(PTRA)及肾动脉支架置入术(PTAS),此两种介入术已广泛应用于肾动脉粥样硬化狭窄的肾缺血性肾病患者,手术成功率已达 90%～100%,为首选治疗方法。但最大的缺点是术后段狭窄发生率可达 20%～40%,主要原因为内膜增殖,扩张后的动脉粥样回缩及动脉粥样硬化复发。为此近年来多在 PTRA 后再放置金属血管支架,以减少再狭窄发生,而再狭窄率已降至 10%左右,疗效明显提高。

(三)血管重建术

外科手术血管重建术是指动脉内膜切除术,主-肾动脉旁路移植术(应用自身血管或人工血管)多项统计显示,经手术血管重建后,80%～100%的患者肾功能可得到改善或稳定。

第六章

肾脏感染性疾病

第一节　急性肾盂肾炎

急性肾盂肾炎是由各种常见的革兰氏阴性杆菌或革兰氏阳性球菌引起的炎症性疾病,它是泌尿系统感染性疾病之一。泌尿系统感染性疾病是内科疾病中最常见的感染性疾病之一。根据受侵犯的部位其分为上泌尿系统感染和下泌尿系统感染。前者包括输尿管炎、肾盂肾炎、肾多发性脓肿和肾周围脓肿;后者常包括膀胱炎和尿道炎。有时当泌尿系统感染后较难准确的界定发病部位,为此,总称尿路感染。

一、病因、病机

(一)发病原因

1.尿路梗阻性疾病引发

如结石、肿瘤、前列腺肥大、尿道狭窄、术后输尿管狭窄,神经源性膀胱等引发的排尿不畅,细菌不易被冲洗清除,细菌在梗阻部位大量繁殖生长而引起感染。

2.泌尿系统解剖异常

如膀胱、输尿管反流证、输尿管、肾脏、肾盂畸形结构异常,尿液排泄不畅而致感染。

3.妇女易感因素

如妊娠期、月经期、产褥期等,由于妊娠早期孕酮分泌增加,使肾盂、肾盏、输尿管张力减退,妊娠后期扩大的子宫压迫输尿管,有利于细菌的繁殖。另外,分娩时膀胱受伤更易诱致上行性感染。

4.医源性作用引发

在疾病的诊治过程中,尿路手术器械的应用,膀胱镜检查逆行肾盂造影,妇科检查,留置导尿管等易引起感染。

5.代谢疾病引发

最常见的是糖尿病患者引起的感染。因糖尿病糖代谢紊乱导致血糖浓度升高,白细胞功能缺陷,易于细菌生长繁殖,常易引起感染、肾乳头坏死、肾脓肿、肾盂肾炎。

6.其他因素

尿路感染是老年人的常见病,发病率仅次于呼吸道感染。其原因是老年人的免疫功能低下,抗感染能力下降,特别是伴有全身疾病者,如高血压、糖尿病、长期卧床、营养不良等。更年期女性雌激素分泌降低;老年男性前列腺液分泌减少,因前列腺液有抗菌作用;老年性肾血管硬化;肾及膀胱黏膜相对处于缺血状态,骨盆肌肉松弛,局部黏膜血循环不良,使尿路黏膜抗病功能下降;老年人生理性口渴感下降,饮水量减少,尿路冲洗作用减弱;老年痴呆者,大小便失常,污染会阴等。

(二)感染途径与发病机制

1.上行性感染

绝大部尿路感染是上行性感染引发的。在正常人中,膀胱以上尿路是无菌的,后尿道也基本上是无菌的,而前尿道是有菌的。尿道黏膜有抵抗细菌侵袭的功能,且有尿液经常冲洗,故在正常情况下一般不会引起感染。当机体抵抗力下降,或外阴不洁,有粪便等感染,致病菌由前尿道通过后尿道、膀胱、输尿管、肾盂,到达肾髓质而引起急性肾盂肾炎。

2.血行感染

细菌从感染灶,如扁桃体炎、牙龈炎、皮肤等感染性疾病,侵入血液循环到肾脏,先在肾皮质引起多发性小脓肿,沿肾小管向下扩展,引起肾盂肾炎。但炎症也可从肾乳头部向上、向下扩散。

3.淋巴道感染

下腹部和盆腔的器官与肾,特别是升结肠与右肾的淋巴管是沟通的。当盆腔器官、阑尾和结肠发生感染时,细菌也可通过淋巴道进入肾脏而引发,但临床少见。

4.直接感染

如果邻近肾脏的器官、组织、外伤、或有感染时,细菌直接进入肾脏引发感染。

(三)尿路感染的致病菌

1.细菌性病原体

任何细菌侵入尿路均可引起感染,最常见的致病菌是革兰氏阴性菌。大肠埃希菌是最常见的致病菌,占 90% 以上;也可见于克雷伯杆菌、产气杆菌等;其次是由革兰氏阳性菌引起,主要是葡萄球菌和链球菌,占 5%～10%;金葡萄球菌较少见;腐生性葡萄球菌的尿路感染,常发生于性生活活跃的女性。妊娠期菌尿的菌种,以大肠埃希菌多见,占 80% 以上。

2.真菌性病原体

近年来真菌性尿路感染呈增多趋势,最常见的真菌感染由念珠菌引起。主要与长期应用糖皮质激素及细胞毒类药物和抗生素有关。糖尿病患者和长期留置导尿管者也常见。

3.其他病原体

支原体、衣原体感染,多见于青年女性,一般同时伴有阴道炎。淋菌感染尿道致病也常见。另外,各种病毒也可能损害尿道感染。免疫缺陷患者,除上述病原菌外,尚可能有巨细胞病毒,或疱疹病毒感染。已有证明腺苷病毒是引发学龄期儿童出血性膀胱炎的原因,但对成年人损害较少。

二、临床表现

典型的急性肾盂肾炎起病急骤,临床表现有严重的菌尿、肾系和全身症状。常见寒战、高热、腰痛或肋脊角叩痛、尿频尿急尿痛的一组综合征。通常还伴有腹部绞痛、恶心、呕吐等。急性肾盂肾炎年龄多见于 20～40 岁的女性和 50 岁以上的男性,女婴幼儿也常见,男女比约为 1：10。任何致病菌皆可引起急性肾盂肾炎,但绝大多数为革兰氏阴性菌,如大肠埃希菌、副大肠埃希菌等,其中以大肠埃希菌为多见,占 60%～70%,球菌主要为葡萄球菌,但较少见。

严重的急性肾盂肾炎可引起革兰氏阴性杆菌败血症中毒性休克,急性肾乳头坏死和发生急性肾衰竭。或感染性病灶穿破肾包膜引起肾周脓肿,或并发肾盂积液。非复杂急性肾盂肾炎 90% 以上可以治愈,而复杂性肾盂肾炎很难彻底治愈,需引起重视。

(一)全身表现

(1)寒战高热:体温多在 38～39 ℃,也可高达 40 ℃,热型不一,一般为弛张热型,也可为间歇热或稽留热,伴有头痛、全身酸痛,热退时有大汗等。

(2)腰痛、腹痛、恶心、呕吐、食欲缺乏:腰痛为酸胀刺痛,腹痛常表现为绞痛,或隐痛不一,多为输尿管炎症刺激向腹股沟反射而致。

(3)泌尿系统症状:尿频、尿急、尿痛症状。

(4)体征:肾区叩击痛、肋脊角压痛等。

(5)严重者出现烦躁不安、意识不清、血压下降、休克等表现。

(二)辅助检查

1.尿常规检测

肉眼观察尿色不清,浑浊,少数患者呈现肉眼血尿,并有腐败气味。40%～60%的患者有镜下血尿。多数患者红细胞 2～10 个/HP,少数患者镜下大量红细胞,常见白细胞或脓细胞,离心沉渣镜下>5 个/HP。急性期常呈白细胞满视野,若见到白细胞管型则为肾盂肾炎,诊断提供重要依据。尿蛋白可见 24 小时蛋白定量<1.0 g。

2.尿细菌培养

尿培养是确定尿路感染的重要指标。在有条件的情况下均应做尿细菌定量培养和药敏试验,中段尿培养,菌落数均$\geq 10^2$/mL 即可诊断为尿路感染。

3.血常规检查

急性肾盂肾炎白细胞可轻或中度升高,中性粒细胞可增多,并有核左移,血沉可增快。急性膀胱炎时,常无上述表现。

4.肾功能测定

急性肾盂肾炎时,偶有一过性尿浓缩功能障碍,治疗后可恢复。在严重感染时,少数患者可见血肌酐升高、尿素氮升高,应引起重视。尿 N-乙酰葡萄糖苷酶和半乳糖苷酶多升高,尿 β_2-微球蛋白多升高,而下尿路感染多正常。

5.影像学检查

B超检查时急性肾盂肾炎患者的肾脏多表现为不同程度增大或正常,回声粗乱,如有结石、肿瘤、脓肿、畸形、肾盂积脓等均可发现。

静脉肾盂造影、CT、等检查均可发现尿路梗阻或其他肾脏疾病。

三、诊断与鉴别诊断

(一)诊断

各年龄段男女均可发生急性肾盂肾炎,但常见于育龄女性。临床表现有两组症状群:①尿路局部表现,如尿频、尿急、尿痛等尿路刺激症状,多伴有腰痛、肾区压痛或叩击痛,或有各输尿管点压痛。如出现严重的腹痛,并向下腹部或腹股沟放射者,常提示有尿路梗阻伴感染。②全身感染表现,起病多急剧,寒战高热,全身酸痛不适,乏力,热退时大汗,约有10%的患者可表现为食欲减退、恶心、呕吐、腹痛或腹泻等消化道症状。如高热持续不退者,常提示有肾脓肿、败血症和中毒性休克的可能。常伴有白细胞计数升高和血沉增快,一般无高血压表现,少数患者可因有肾功能损害而肌酐升高。尿液外观浑浊,可见脓尿和血尿。但需注意部分患者临床表现与急性膀胱炎非常相似,有条件者应做定位确诊。另外,尿路感染也是小儿常见病。儿童急性感染多以全身症状为主,尿路刺激征随年龄增长逐渐明显。如反复感染者,多伴有泌尿系统解剖结构异常,应认真查找原因。

在经过对症及抗菌治疗后未见好转的患者,应注意做血尿细菌培养。如患者存在真菌的易感因素,尿中白细胞计数增多,而尿细菌培养阴性或(和)镜检有真菌者,应确诊真菌感染存在。导尿标本培养菌落计数在1 000/mL以上有诊断价值。如导尿标本不离心,每高倍视野找到1～3个真菌,菌落计数多在1.5×10^3/mL以上,其正确性可达到80%。血培养阳性有重要的诊断价值。血清抗念珠菌抗体的测定有助于诊断。

(二)鉴别诊断

有典型的临床表现及尿细菌学检查阳性者诊断不难。但在不典型的患者易误认为其他系统感染,应与以下疾病相鉴别。

1.其他发热性疾病

急性肾盂肾炎以发热等全身症状较突出者,但尿路的刺激症状不明显,常易与其他感染性疾病相混淆而被误诊,如流行性感冒、疟疾、败血症、伤寒等,如能详细询问病史,注意尿路感染的局部症状及肾区叩击痛,并作尿沉渣和细菌学检查,不难鉴别。

2.腹部器官炎症

部分患者急性肾盂肾炎表现为腹痛、恶心、呕吐、白细胞计数增高等消化道症状,而无尿路感染的局部症状,常易被误诊为急性胃肠炎、急性胆囊炎、阑尾炎、附件炎,但注意询问病史及尿沉渣镜检尿细菌培养不难鉴别。

3.肾结核

以血尿为主而伴有白细胞尿及尿路刺激征,易被误诊为肾结核,应予以排除。肾结核的主要表现以尿路刺激征更为明显,晨尿结核分枝杆菌培养可阳性,而普通细菌培养阴性;尿沉渣可找到抗酸杆菌;尿结核分枝杆菌DNA可阳性,部分患者可有肺、附睾等肾外和低热等表现。但需注意肾结核常与普通菌感染并存,如普通感染经抗生素治疗后,仍残留有尿路感染症状和尿沉渣异常者,应高度注意肾结核的可能性。

4.非细菌性尿道综合征

尿路刺激症状明显,但反复多次尿检及清洁中段尿培养均为阴性,多数患者不发热,体温正常。尿道刺激综合征的病因尚不明确。

四、诊断标准

(一)尿路感染的诊断标准

(1)正规清洁中段尿(要求尿液停留在膀胱中 4 小时以上)细菌定量培养,菌落数$\geq 10^5$/mL,2 天内应重复培养 1 次。

(2)参考清洁离心中段尿沉渣检查,白细胞>10 个/HP,或有尿路感染症状者。

(3)或做膀胱穿刺尿培养,如细菌阳性(不论菌落数多少)也可确诊。

(4)做尿培养计算有困难者,可用治疗前清晨清洁中段尿(尿停留在膀胱$4 \sim 6$ 小时以上)正规方法的离心尿沉渣革兰氏染色找细菌,如细菌>1/油镜视野,结合临床泌尿系统感染症状也可确诊。

(5)尿细菌数在 $10^4 \sim 10^5$/mL 者应复查。如仍为 $10^4 \sim 10^5$/mL,需结合临床表现来诊断或做膀胱穿刺尿培养来确诊。

(二)急性肾盂肾炎的诊断标准

尿检查阳性者,符合上述尿路感染标准并有下列情况时,可进行诊断。

(1)膀胱灭菌后的尿标本细菌培养结果阳性者为肾盂肾炎,阴性者多为膀胱炎。

(2)参考临床症状:有寒战、发热、体温>38 ℃,或伴有腰痛、腹痛、肾区叩击痛或压痛,尿中有白细胞尿和管型者多为肾盂肾炎。

(3)经治疗后症状已消失,但又复发者多为肾盂肾炎(多在停药后 6 周内);用单剂量抗生素治疗无效,或复发者多为肾盂肾炎。

(三)与慢性肾盂肾炎鉴别诊断

(1)尿路感染病史在 1 年以上,经抗菌治疗效果不佳,多次尿细菌定量培养均阳性或频频发作者,多为慢性肾盂肾炎。

(2)经治疗症状消失后,仍有肾小管功能(尿浓缩功能)减退,能排除其他原因所致的慢性肾盂肾炎。

（3）X线造影证实有肾盂、肾盏变形，肾影不规则，甚至缩小者，或B超检查肾、肾盏回声粗糙不均，或肾略有缩小者为慢性肾盂肾炎的表现。

五、治疗

因急性肾盂肾炎未能得到彻底痊愈或反复发作时，可导致慢性炎症，使肾衰竭日趋严重。为此，对于初发的急性肾盂肾炎或慢性尿路感染急性发作表现为急性肾盂肾炎患者，尽其找出基础原因，如结石、肿瘤、畸形等梗阻病因及感染致病菌，力求彻底治疗。

（一）一般治疗

（1）感染急性期：临床症状明显时，以卧床休息为主，尤其在急性肾盂肾炎发热时，更需卧床休息。

（2）祛除病因：如结石、输尿管狭窄、前列腺肥大、尿反流、畸形等。

（3）补充水分：摄入充分的水分，给予易消化又富含维生素的食品。

（4）排空尿液：定时排空尿液，减轻膀胱内压力及减少残余尿，减轻膀胱输尿管反流。

（5）讲卫生：注意会阴部清洁卫生，定期清洁坐浴，避免上行性感染。

（二）抗生素的应用

由于新的更为有效的抗生素不断问世，治疗尿路感染的效果不断提高。在临床中应合理选择使用以达到疗效最好，不良反应较小的目的，需注意以下原则。

仅治疗有症状的细菌尿，使用抗生素最好行清洁中段尿培养，根据药敏结果选用抗生素。若发病严重，在来不及做尿培养时应选用对革兰氏阴性杆菌有效的抗菌药物，氨苄西林加氨基苷类加他唑巴坦。轻者可用复方磺胺甲噁唑、喹诺酮类、氨曲南等。在治疗72小时无效者，应按药敏结果用药。由于第一代头孢类如氨苄西林耐药菌球明显增加，故不宜作为治疗尿路感染的一线药物。复方磺胺甲噁唑和喹诺酮类对大多数尿感细菌敏感，可作为首选药物治疗。第三代头孢类如亚胺培南和氨基苷类抗生素可作为复杂性尿路感染的经验用药。氨基苷类抗生素有肾、耳毒性，一般采取单剂注射后，改为其他抗生素口服，可达到保持其疗效而减少不良反应。

联合用药：在病情较轻时，可选用一种药物。因病情危重，或治疗无明显好转（通常24～36小时可好转），若48小时无效，病情难于控制，或有渐进加重时，采用药物或应用两种以上药物联合治疗。在联合用药时应严密检测观察肾功能的变化,年龄、体质和药物的相互作用,严重者取静脉给药和肌内注射为主,轻症者多采用内服给药。抗菌药物的应用通常为 2～3 周。若尿菌仍为阳性,应治疗 4～6 周。若积极的治疗后仍持续发热者,应注意肾盂积脓或肾脏肾周脓肿的可能。

第二节　慢性肾盂肾炎

慢性肾盂肾炎是指肾脏肾盂由细菌感染而引发的肾脏损害和由此产生的疾病。病程常超过 6～12 个月,具有独特的肾脏、肾盂病理改变。表现复杂,症状多端。若尿路感染持续反复发作半年以上,呈持续性或间断性菌尿,同时伴有肾小管间质持续性功能和结构的改变,即可诊断为慢性肾盂肾炎。慢性肾盂肾炎如不彻底祛除病因和积极治疗,可进一步发展而损伤肾实质,出现肾小球、肾小管间质功能障碍,而致肾衰竭。其所致的肾衰竭占慢性肾衰竭病例总数的 2%。

一、病因、病理

(一)病因

尿路具有抵抗微生物感染的能力,其中最重要的作用是尿液冲刷的作用。如果这种作用受到影响而减弱,容易引发细菌感染,导致病情难以控制而迁延不愈,反复发作,最终导致肾脏永久性损害。影响减弱尿路抵抗力的因素多为复杂因素,而在尿路无复杂情况下则极少发生慢性肾盂肾炎。

慢性肾盂肾炎多发生于尿路解剖结构异常和异物长期阻塞。功能发生改变情况下,微生物尿路感染者,其细菌性尿感是在尿路解剖异常、异物长期阻塞、功能改变基础上发生的。引发慢性肾盂肾炎的因素有 3 种:①伴有慢性反流性肾盂肾炎(即反流性肾病);②伴有尿路梗阻的慢性肾盂肾炎(慢性梗阻性肾盂肾炎,如结石、肿瘤、前列腺肥大、膀胱源性、输尿管狭窄、尿道狭窄等);③为数极少的特发性慢性肾盂肾炎(即发病原因不明确者)。

(二)病理改变

慢性肾盂肾炎的病理改变除 CIN 改变外,同时还有肾盏、肾盂的炎症纤维化及变形。主要有肾盏、肾盂的炎症表现,肾盂扩大,畸形,肾皮质及乳头部有瘢痕形成,肾脏较正常缩小;双侧肾的病变常不对称,肾髓质变形,肾盂、肾盏黏膜及输尿管增厚,严重者肾实质广泛萎缩;光镜下肾小管萎缩及瘢痕形成,间质可有淋巴、单核细胞浸润,急性发作时可有中性粒细胞浸润;肾小球可正常或轻度小球周围纤维化,如有长期高血压,则可见肾小球毛细血管硬化,肾小囊内胶原沉着;其中肾盂、肾盏扩张或变形是慢性肾盂肾炎的特征性表现。

二、临床表现

慢性肾盂肾炎临床表现多隐匿,病程较长,缠绵不愈,反复发作。根据临床表现可分为两种类型。

(一)尿路感染表现

多数感染的症状不太明显,但有轻度尿频,排尿不适,腰部轻度隐痛或困重,下腹隐痛不适感,但更为常见的为间歇性、无症状性细菌尿和/或间歇性低热。

(二)CIN 损害的表现较突出

如尿浓缩功能减弱出现多尿,夜尿增多,尿比重或渗透压下降,脱水等。由于肾小管重吸收钠的能力下降而致低钠;并发生肾小管性酸中毒和高钾血症;并可有肾性糖尿(血糖不高)和氨基酸尿;当炎症渐进侵犯肾实质时,可出现高血压、水肿、肾功能障碍。各种肾脏疾病的晚期,均可有上述表现。但在慢性肾盂肾炎或反流性肾脏病时,这些表现出现的早,通常在血肌酐为 $200\sim300\ \mu\text{mol/L}$ 时已出现。

(三)特发性慢性肾盂肾炎

特发性慢性肾盂肾炎为数少的特发性慢性肾盂肾炎。

(四)实验室检查

1.尿检验

尿检验与一般间质性肾炎相同,但可间歇出现真性细菌尿;白细胞尿,或偶见白细胞管型;这是可以与一般间质性肾炎相鉴别的地方。尿细菌培养可能阴性;在急性发作时,与急性肾盂肾炎表现相同,但尿培养多有真性细菌尿。慢性肾盂肾炎尿 β_2-微球蛋白常增高;尿蛋白通常不超过 1.0 g/24 h,少数患者尿蛋白量 24 小时超过 3.0 g 以上者,常提示预后不佳,或提示非本病的可能。

2.血生化检查

通常肾小管尿浓缩功能减低,可有尿钠、尿钾排出增多,代谢性酸中毒。尿少时血钾常增高,晚期出现肾小球功能障碍,血尿素氮、肌酐增高,肾小球滤过率下降,并导致尿毒症。

(五)影像学检查

1.X 线检查及 CT 检查

两项检查,同时做肾盂静脉造影,诊断价值颇高。可以发现显示局灶的粗糙的皮质瘢痕,伴有邻近的肾盏变钝,或呈鼓槌状变形;肾盂扩大,积水等变形现象;发现瘢痕具有特征性意义。双肾病理变化多不对称。

2.B 超检查

B 超检查有一定的诊断价值,无创伤而操作简便,表现肾皮质变薄,回声粗乱,肾盂、肾盏扩张,肾积水等。彩超检查多表现血流不畅,肾内血管粗细不等,双侧肾大小不等,表面不平。

三、诊断与鉴别诊断

本病常隐匿发病。少数有急性肾盂肾炎既往史,尿路感染的反复发作史,多在 1 年以上。一般多在泌尿系统解剖异常或功能异常基础上发病。各种原因的尿路梗阻或膀胱输尿管反流。如结石、肿瘤、输尿管狭窄、前列腺肥大增生;或放疗等因素引发的尿道狭窄。也可仅有尿路感染的病史,而无细菌学检查的证据。持续性肾小管功能损害,对诊断有参考价值。而影像学的改变是诊断的关键,如肾盂静脉造影、B 超检查,显示局灶粗糙的肾皮质瘢痕,伴有相关肾乳头收缩,肾盏扩张变短。瘢痕常见于上下极,当久治不愈时,可出现夜尿增多、水肿、贫血、高血压及肾功能不全,主要体征有肋脊角压痛或双肾叩击痛等。

(一)诊断

1.反复发作型

该类型为典型的慢性肾盂肾炎,患者经常反复发生尿路刺激症状,伴有菌尿、白细胞尿,常有间歇性低热和中等热,肾区钝痛,诊断多不困难。

2.长期低热型

患者无尿路刺激症状,仅有较长时间低热、头晕、疲乏无力、体重减轻、食欲减退等一般症状,易误诊为神经性低热、结核病或其他慢性感染性疾病。

3.血尿型

少数患者以反复发作性血尿为特征,尿色略红而浑浊,多伴有腰脊酸痛,有轻度的尿路刺激症状,血尿可自行缓解。

4.无症状性菌尿(也称隐匿型菌尿)

患者既无全身症状,又无尿路刺激症状,而尿中常有多量的细菌,少量白细胞,偶见白细胞管型,此型多见于妊娠妇女及女孩。

5.高血压型

患者既往可有尿路刺激感染的病史。但临床表现是以头昏、头痛及疲乏为特征的高血压症状;或偶尔检查发现有高血压;而无尿路刺激症状,可间歇性菌尿。因此极易误诊为特发性高血压病。

本病是急进型高血压的基础病之一,当遇有青壮年妇女患高血压者,应考虑到慢性肾盂肾炎的可能,患者可伴有蛋白尿和贫血,肾小球滤过率降低。

（二）鉴别诊断

有典型的临床表现及尿细菌学检查阳性者,诊断不难。但在不典型的病例中,易误诊为其他疾病。诊断和漏诊的原因主要是对本病的临床表现多样化认识不够,对本病的流行病学及易感因素注意不够,以及未及时的做影像学检查及实验室检查有关。主要应与以下疾病相鉴别。

1.非细菌性尿道综合征

患者有尿频、尿急、尿痛等排尿困难的症状,少数伴有下腹隐痛不适,但尿常规检验多无明显变化。尿培养多阳性,或菌落计数多$<10^4$/mL,又称尿频-排尿困难综合征,也称症状性无菌尿、急性尿道综合征。

2.肾结核

如尿路刺激症状逐渐加重时,伴有低热、盗汗,应考虑肾结核。同时肾结核多伴有生殖器结核,如附睾和睾丸,或有其他系统结核病史者。而且血尿多与尿路刺激症状同时出现。而膀胱炎时,血尿为"终末血尿"。尿结核分枝杆菌阳性,影像学检查多有帮助。

3.慢性肾小球肾炎

本病无尿路刺激症状,无白细胞管型,或白细胞、尿菌阴性,尿蛋白含量多,常>1.0 g/24 h,肾小球功能损害较明显。

4.慢性肾盂肾炎的急性发作与急性肾盂肾炎

慢性肾盂肾炎急性发作,常有慢性肾盂肾炎的病史。而急性肾盂肾炎无慢性病史,常急骤发作,不难鉴别。

四、诊断标准

（1）尿路感染病史 1 年以上,而且经常反复发作。

（2）持续性细菌尿,尿白细胞或白细胞管型。

（3）X 线造影或 B 超证实,有肾盂变形,肾影不规则,瘢痕形成,回声粗糙不均,双肾形态不一致。

(4)经治疗症状消失后,仍有肾小管浓缩功能减退者,夜尿多,尿比重下降,肾小球滤过率下降。

五、治疗

对本病的治疗目的为纠正尿路异常或反流,控制感染,防止肾功能进一步恶化。选择对细菌敏感、毒性较小的抗生素,疗程要长,避免使用具有肾毒性药物。

(一)一般治疗

注意个人卫生,保持会阴清洁;摄入充足的水分,避免便秘;定期排空膀胱尿液,睡前排空膀胱以减轻膀胱内压及减少残余尿。注意休息,防过度疲劳;适当参加劳作和运动。

(二)祛除诱因

因本病迁延不愈,具有复杂因素,因此要注意复杂因素的存在,如结石、输尿管反流、输尿管狭窄、尿道狭窄、前列腺增大和耐药细菌的存在等。此类因素应寻求外科治疗,只有祛除了复杂因素,尿路感染才易控制痊愈。

(三)抗生素治疗

选择抗生素时,最好先用清洁中段尿细菌培养后做药敏试验,选择对细菌敏感的抗生素。如果需在培养结果前应用抗生素,需选择广谱抗生素和耐敏的抗生素,如氨苄西林、氨基苷类、他唑巴坦、复方磺胺甲噁唑等,疗程为 4～6 周,以免复发。

(四)控制高血压

应引起重视的是慢性肾盂肾炎患者常引起高血压,而高血压又可进一步加重肾损害,因此,应严密控制高血压,尽量把血压控制在 17.3/10.7 kPa(130/80 mmHg),可有效保护靶器官。

(五)对症治疗

控制清除体内感染病灶,如前列腺炎、慢性妇科炎症;对肾功能不全者,按肾功能不全进行治疗。注意维持体内水、电解质和酸碱平衡。

第三节 肾 结 核

肾结核是由结核分枝杆菌(简称结核杆菌)结核杆菌引起的慢性、进行性、破坏性的肾脏感染性病变。肾结核是全身结核的一部分,绝大多数继发于肺结核。原发病灶多在肺部,其次为肠、骨关节和淋巴结,其感染传播途径主要是体内结核病灶中的结核杆菌播散至肾脏,属继发性结核。肾结核往往在肺结核发生或恢复多年后,才出现肾结核临床症状。肾结核占肺外结核的 8%～20%。

一、病因、病机

(一)感染途径

肾结核的病原体是结核杆菌,感染途径包括血源性感染、淋巴管播散和直接蔓延,尿液上行性达到肾脏。其中血行感染是公认的最主要的途径。原发病灶几乎都在肾脏,其次为附睾、女性生殖器附件、淋巴、骨关节等,偶见继发于腹膜和全身粟粒性结核。

(二)发病机制

原发性的病灶结核杆菌经过血行等途径进入肾脏,主要在肾小球的毛细血管丛中形成多发性结核病灶,几乎都在肾皮质。常无症状,不易发觉,多数可自愈,此属肾皮质病理性结核。如果机体免疫力较强时,双侧肾皮质结核可完全自愈,不会发展为临床结核。

当机体免疫功能下降时,病灶不愈合,随之结核杆菌经肾血管侵犯肾髓质,则多为单侧发生。如病变未得到控制而进行性发展,可致肾乳头溃破、坏死,病变蔓延至肾盏,形成空洞性溃疡。病变可随尿液直接向下蔓延,可直接引发输尿管、膀胱结核。随淋巴管或肾盂播散,可累及全肾,有时病灶可发生纤维化、钙化,可引起肾小盏颈部瘢痕狭窄,使肾盏形成闭合性脓腔,使病变加速发展,成为无功能脓肾。病变直接扩展至肾同时,可发生肾周围寒性脓肿。肾结核灶的钙化多呈散在性结核灶,也可使全肾成为弥漫性钙化肾。

当输尿管狭窄时,可引起尿流梗阻,而发生肾盂积水或积脓。膀胱结核可引起黏膜小溃疡和结节,肌层纤维化可引起膀胱容量减少,如膀胱三角区病变严重时,可使输尿管口狭窄或闭锁。尿道也可因结核发生狭窄,排尿困难。

二、临床表现

肾结核发病多隐匿,潜伏期可达 20 年之久,病变过程非常缓慢,病变主要在肾脏。但病肾本身症状并不多见,多数都表现为尿频、尿急、尿痛的下尿道刺激症状。由于双肾病灶发展不同步,故临床上 90％的患者表现为单侧肾结核。

肾结核多在肺结核发生或恢复多年后才出现症状。由于耐药结核菌的产生与扩展,再加上抗结核药物易引发肝肾损害等不良反应,部分患者不能坚持长疗程治疗,所以肾结核目前较为常见。

肾结核好发于成年人,多见于青壮年,男性稍多于女性,但幼年和老年也可发生。肾结核的临床表现与病变侵犯的部位及组织损害的程度不同而不同。病变的初期,病灶局限,仅在尿检时有异常变化。尿镜检白细胞、红细胞增多,尿中可找到结核杆菌,当侵犯输尿管、膀胱、尿道时,则有一系列症状出现,其主要表现有以下几点。

(一)全身症状及体征

由于肾结核是全身结核传播其中的一个部位,为此当结核进展严重而典型时,即可出现结核病变的全身表现。如乏力、盗汗或自汗、低热、食欲缺乏、消瘦、精神不佳等。

肾结核进展严重时可出现脓肾,肾脏体积增大而致腰部疼痛,肾区压痛,叩击痛,肾区包块、肿胀等。

(二)尿路刺激症状

当病变蔓延到下尿路,膀胱尿道黏膜出现结核性炎症时,可出现尿频、尿急、尿痛、脓尿、血尿、耻骨弓上或下腹部隐痛、灼烧等不适感。上述刺激症状是肾结核、膀胱结核最主要也是最早出现的临床症状。

(三)血尿

血尿是肾结核第 2 个主要症状,发生率为 70％～80％。少数患者可出现肉眼血尿,多数为镜下血尿、全程血尿和终末血尿交替出现,常与尿路刺激症状等同时出现。

(四)脓尿

脓尿的发生率为 20％～30％。由于局部组织的破坏,干酪样坏死组织随尿路下行而致尿液浑浊不清,尿常规可见大量脓细胞。

（五）其他

肾结核如果是继发于其他系统部位者，可出现其他系统结核病证的表现，如淋巴结肿大、溃破、窦道形成、骨结核的冷脓肿，男性生殖系统结核的附睾、睾丸肿痛或结节，肺结核的胸痛、咳嗽、咯血、盗汗等症状。

三、辅助检查

（一）尿液检查

1.尿液常规检查

新鲜尿液呈酸性，是肾结核尿液的特点，含有少量蛋白（±～＋），大多数患者可有镜下血尿和脓尿，但是在发生混合性感染时，尿液可呈碱性反应。镜下可见大量白细胞。

2.尿沉渣抗酸杆菌检查

留清晨第一次尿或留 24 小时尿做直接涂片，抗酸染色后做抗酸杆菌检查，阳性率可达50％～70％。但应注意由于肾结核杆菌常呈间断少量从尿中排出，为此应多次反复检查。其次约有 12％的假阳性，主要因包皮垢杆菌、非典型分枝杆菌污染尿液而导致假阳性，故不能依靠一次阳性结果确立诊断。故阳性结果仅有参考意义，不能作为确诊依据。

3.尿结核杆菌培养

尿结核杆菌培养对肾结核的诊断有决定性作用，其阳性率可达 90％以上。由于肾脏排菌是间断性的，所以应连续培养 3 次以上；再则尿结核杆菌培养应在抗菌治疗前进行培养，时间过长，需 1～2 个月才能得到结果，操作较难。

4.尿结核菌动物接种检查

进行豚鼠接种，其结果诊断价值极高，可作为诊断依据，其阳性率高达 90％以上，需 2 个月得出结果，时间长。

（二）血液检查

1.红细胞沉降率（血沉）

因肾结核是一种慢性消耗疾病，血沉常增快，无特异性，是检查有无结核的一种常用筛选方法，有参考价值，即使血沉正常也不能排除结核存在。

2.肾功能检查

血尿素氮、肌酐、尿酸测定。在单侧肾脏患有结核，而另一侧肾正常时，肾功能可代偿，检查肾功能正常。当累及双肾病变较严重时，上述项目常增高。肾功能检查虽说不是肾结核的直接诊断依据,但对治疗和预后和严重程度有非常重要价值,故需做常规检查。

3.血结核杆菌抗体测定(PPD-IgG)

阳性者表示有过结核菌感染。

4.分枝杆菌抗体测试

在结核活动期,结核病患者呈阳性。

(三)影像学检查

1.X线胸片检查

X线片可发现肺有结核陈旧性病灶。

2.X线腹部平片

X线片可见肾外形增大,或呈分叶状,晚期可缩小,钙化。4.5%～31%可显示肾结核特征性改变,片状、云絮状或斑块状钙化灶,分布不规则,不定型,常表现局限于一侧肾脏。若钙化遍及结核肾全部时,甚至输尿管时,即形成所谓的"自截肾"。早期诊断价值不大,约40%无异常X线表现。

3.B超检查

由于肾脏病理改变结构不同,所以轻中重度损害者图像表现各异。

(1)囊肿型:肾包膜很不规则,肾实质和肾窦区有一个或多个大小不等的无回声区,边缘不规则,内有云雾状光点回声,囊壁厚薄不均,甚至呈锯齿状,囊内壁有不均的斑片状强回声。

(2)积水型:肾包膜不规则,肾盂肾盏扩张,其内为无回声区,如同肾积水。但积水型肾结核内壁多呈粗糙不整,边缘回声增强。可见输尿管受累、增粗、僵硬,管腔狭窄,管壁增厚、粗糙,回声增强。

(3)积脓型:肾轮廓明显增大,包膜欠光滑,局部凹凸不平,皮质肿胀,回声低,肾盂、肾盏明显扩张,边界模糊,其内弥漫分布云雾状细光点,或粗大斑片状回声。

(4)炎症萎缩型:肾脏明显缩小,包膜不规则,皮髓质分界不清,回声粗糙混乱,多为单侧肾脏病变,如为双侧病理表现大小变形,回声多有异差。可与慢性肾衰竭的肾形变化相鉴别。

(5)钙化型:肾包膜不规则,皮质区可见多个大小不等形态不规则的团块,与斑片状强回声。

(6)混合型:肾脏大小不等表示不光滑,肾实质内回声粗乱,可见多个无回声区及斑片状强回声,肾盂、肾盏分离可伴输尿管扩张。目前由于超声波检查技术的提高,超声波检查因此属于一种无创伤、简便易行、较准确的诊断方法。

4.膀胱镜检查

此项检查是诊断泌尿系统结核重要诊断方法。在膀胱镜的直观下,可以发现膀胱内典型结核,黏膜被破坏的改变而确立诊断。同时又可取病理组织进行病理检查和细菌培养。再则,又可通过膀胱镜两侧输尿管插管做逆行造影,以确诊双侧输尿管肾盂的病理改变情况和严重程度。在行膀胱镜检查时,有严重的膀胱刺激征时和膀胱过于缩小,容量过于少时不宜做此项检查。

5.静脉肾盂造影(IVP)

通过此项检查,可以发现肾脏的病理改变和肾功能情况。在肾实质有明显病理改变时,IVP可在63%～90%的病例中发现异常改变。最先出现肾盏变钝,肾乳头和肾小盏的病变为杯口模糊,毛糙不整,如虫蛀样变,瘢痕形成,使肾小盏变形、缩小或消失。肾乳头空洞,干酪样病灶,可有散在钙化影。肾集合系统狭窄,皮质瘢痕和充盈缺损等。晚期可见整个肾钙化(自截肾),多个肾盏不显影或大空洞。如果全肾被破坏形成脓肾,肾功能丧失时,造影检查患肾不可显影。如输尿管被结核破坏时,可呈管壁不规则,管腔粗细不匀,狭窄而失去正常的弯曲度和弹性而呈现串珠样特征性改变。当IVP发现空洞形成和尿路狭窄时,是诊断肾结核强有力的证据,可与肾结石、肾瘤、单纯性肾积水、反流性肾病相鉴别。

6.CT检查

肾脏CT检查是诊断肾结核的一项重要手段。其简便易行,又无创伤,并可与其他肾脏病相鉴别。CT诊断肾结核可以清晰地观察到扩大的肾盏、肾盂、空洞、钙化、纤维化、管壁增厚的肾盂及输尿管,并可观察到肾的大小和肾实质的厚度和结核的破坏程度,了解肾周围组织结构变化,有助于肿瘤、结石、畸形等疾病的鉴别诊断。

四、诊断与鉴别诊断

肾结核发病多隐匿,常易被医患忽视,除详细追访病史、接触史、家族史及临床理学检查外,应做进一步检验室及光学检查,一般确诊并不难。

(1)慢性膀胱刺激症状渐渐加重,经抗生素治疗效果不佳。

(2)血尿普通细菌多次培养阴性者。

(3)有肾外结核,尿检查有血尿者;男性附睾、精囊、前列腺发现有硬结者。

(4)有低热、肾区隐痛、压痛、叩击痛者。

五、鉴别诊断

需与肾肿瘤、尿路结石、尿路畸形等合并感染相鉴别,与慢性肾盂肾炎鉴别诊断。

六、诊断标准

(1)多发生于 20～40 岁,伴进行性尿频、尿急、尿痛、脓尿、血尿,严重者可导致尿失禁。

(2)尿常规检查呈酸性尿,有少量白蛋白,有红细胞或脓细胞,普通细菌培养阴性。

(3)24 小时尿沉渣可找到抗酸杆菌。

(4)膀胱镜检查可见一侧输尿管口附近黏膜充血,或有结核结节、溃疡,严重者可有膀胱黏膜广泛充血,结构不清。

(5)肾盂造影检查可见肾盏边缘如虫蛀状或空洞形成,晚期患侧可不显影,对侧肾和输尿管有积水现象。

(6)可伴有生殖系结核,或并存有其他器官结核。有不明原因的血尿或脓尿,有膀胱刺激症状者,在除外引起膀胱炎的明显原因后,应考虑肾结核的可能。

(7)B 超、CT 检查,有扩大的肾盏、肾盂、空洞钙化及肾实质等的变化。

(8)尿培养结核杆菌,如在使用抗结核药前反复送尿培养阳性者。

七、治疗

对于肾结核的治疗,需重视对患者的全身整体综合调治,和局部病变情况相结合的全面考虑,以选择最合理的治疗方案,持续长疗程彻底治疗。

(一)一般治疗

以休息为主,适当地运动锻炼,加强营养食品的摄入,保持心情舒畅乐观态度。

(二)抗结核化学药物治疗(简称化疗)

药物治疗的原则,早期联合用药适量、规律、疗程要长,或在全疗程中使用药敏感的药物,彻底治疗。最常见的治疗失败的原因是未有按规律用药而治疗不充分。

1.抗结核药物治疗指征

(1)临床前期肾结核。

(2)局限在一组大肾盏以内的单侧或双侧肾结核。

(3)孤立肾肾结核。

(4)伴有其他部位的活动性结核。

(5)双侧肾结核不宜手术者。

(6)肾结核伴有其部位严重疾病不宜手术者。

(7)手术前后的治疗。

2.抗结核药的选择

首选第一线、第二线药物。而三线药物只有在一、二线药物无效或产生耐药时才考虑应用。目前认为异烟肼、利福平、吡嗪酰胺、链霉素是抗结核要点第一线药物。常用抗结核药物介绍如下。

(1)异烟肼:抑制结核杆菌 DNA 的合成,杀菌力强,不良反应小,吸收快,70%从肾脏排出,常用每天剂量 300 mg,一次口服。偶见周围神经炎,可加服维生素 B_6,无周围神经反应时不必用,因其可减低异烟肼的疗效。一般疗程为 6～12 个月。

(2)利福平:是利福霉素半合成衍生物,为广谱抗生素,作用机制为抑制菌体 RNA 聚合酶,常与异烟肼联合应用,每天用量为 450～600 mg,一次口服。偶有消化道反应,短暂性肝功能损害,血小板减少和间质性肾炎。

(3)吡嗪酰胺:能杀灭巨噬细胞内酸性环境中的结核杆菌,每天剂量为 1.5 g,分 3 次口服。不良反应可见肝损害而出现黄疸和转氨酶升高,偶见高尿酸血症、关节痛、胃肠不适反应。

(4)链霉素:为广谱氨基苷类抗生素,有杀灭结核杆菌作用。能干扰结核菌酶活性,阻碍其蛋白合成。在尿 pH 在 7～7.8 时作用最强,pH<6.0 时作用明显减弱。如同时服用碳酸氢钠碱化尿液,可增强其疗效。每天肌内注射 1.0 g,如伴有肾功能减退者或 50 岁以上患者,可每天注射 0.5～0.75 g。不良反应有口麻,使用中可渐渐消失。主要的不良反应可致听神经损伤而出现耳鸣、耳聋,肾功能严重损害者忌用。其他氨基苷类抗生素如卡那霉素、卷曲霉素等虽有抗结核作用,但效果不如链霉素。

(5)乙胺丁醇:对结核杆菌有抑菌作用,与其他抗结核药联用时,可减少其他药物的耐菌作用。该药吸收及组织渗透性较好,每天剂量为 25 mg/kg,一次口服,8 周后改为 15 mg/kg,不良反应小,剂量过大时可引起球后视神经炎、视力减退、视野缩小、中心盲点等,停药后可恢复。

(6)对氨基水杨酸钠:为抑菌药,能加强链霉素、异烟肼抗结核杆菌作用。用量为每天 8～12 g,分 3～4 次口服。不良反应为胃肠道不适、恶心、呕吐、腹泻等,餐后服用可减少反应,也可每天 12 g 加入 5%葡萄糖 500 mL 静脉滴注。

(三)外科治疗

虽然抗结核药物治疗肾结核可使绝大部分肾结核患者完全控制治愈,但仍有少部分患者化疗仍不奏效,仍需外科治疗,如进行全肾切除术、肾部分切除术及肾病灶清除术。

第七章

自身免疫性疾病相关性肾病

第一节 狼疮肾炎

系统性红斑狼疮(systemic lupus erythematosus,SLE)是由多种复杂因素共同作用,个体差异明显、病程迁延反复的器官非特异性自身免疫性疾病。血清中出现以抗核抗体(ANA)为代表的多种自身抗体和多个器官、系统受累是 SLE 的两大主要临床特征。SLE 累及肾脏即称为狼疮肾炎(lupus nephritis,LN),LN 是 SLE 较常见且严重的并发症,也是我国继发性肾小球疾病的首要原因。

一、病因和发病机制

SLE 的病因及发病机制至今仍未完全明确,可能与遗传因素、环境因素、激素异常及免疫紊乱等有着密切关系。SLE 发病机制中,T 细胞过度活跃、不耐受自身成分,促使 B 细胞增殖、产生一系列自身抗体,由此形成的自身免疫复合物沉积及多器官炎症反应决定了 SLE 及 LN 病变的性质和程度。

(一)遗传因素、环境因素及激素异常

SLE 存在显著的家族聚集性和种族差异性,同卵双胞胎同患 SLE 的概率超过 25%,而异卵双胞胎只有 5%。SLE 患者家庭成员的自身抗体阳性率及其他自身免疫疾病均高于普通人群,提示 SLE 有非常明显的遗传倾向。

SLE 流行病学研究发现缺乏补体成分(C_{1q}、C_2、C_4)的纯合子及 $Fc\gamma R \text{III}$ 受体基因多态性与 SLE 发病易感性相关。采用全基因组关联分析方法确定了一些 SLE 易感基因,这些基因与 B 细胞信号转导、Toll 样受体和中性粒细胞功能相关。

环境因素在 SLE 与 LN 的发生上也起到重要的作用,阳光或紫外线照射均

能诱导和加剧 SLE 和 LN。激素异常在 SLE 及 LN 发病中的作用体现在 SLE 女性患病率高,怀孕或分娩后不久有些患者 SLE 症状加重及某些情况下激素对 SLE 的治疗作用。虽然某些药物会导致 SLE 或狼疮样症状,但这些患者很少出现 LN。目前病毒导致 SLE 的证据尚不充分。

自发性和诱导性 SLE 小鼠模型包括 NZB B/WF1 杂交鼠,BXSB 和 BRL/lpr 模型鼠等。SLE 动物模型研究发现细胞凋亡异常,导致缺陷的细胞克隆清除障碍及 B 细胞的异常增殖;在动物模型上注射抗 DNA 抗体、抗磷脂抗体或平滑肌抗原(SMA)多肽类似物可诱导动物发生 SLE。

(二)SLE 的自身免疫异常

SLE 起始于自身免疫耐受性的丧失和多种自身抗体的产生。抗体针对与转录和翻译机制有关的核酸和蛋白质,如核小体(DNA-组蛋白)、染色质抗原及胞质核糖体蛋白等。多克隆性 B 细胞增生,合并 T 细胞自身调节缺陷是自身抗体产生的基础。免疫异常机制包括机体不能消除或沉默自身免疫性 B 细胞及 T 细胞自身抗原的异常暴露或呈递,T 细胞活性增加、B 细胞激活细胞因子增加;机体不能通过凋亡清除或沉默自身反应性细胞(即免疫耐受),这些细胞克隆性增生导致自身免疫性细胞和抗体生成增加。SLE 自身抗原异常暴露的原因可能是由于自身抗原在凋亡细胞表面聚集,并致幼稚细胞突变而发生自身免疫性细胞的克隆性增殖。此外与自体细胞有相似序列的病毒或细菌多肽可充当"模拟抗原",诱导类似的自身免疫性细胞增殖。抗原呈递过程中,某些核抗原能作用于细胞内的各种 Toll 样受体而触发免疫反应。

(三)LN 的发病机制

LN 被认为是由于免疫复合物介导的炎症损伤所致,SLE 自身抗体与抗原结合形成抗原抗体复合物,如果没能被及时清除,免疫复合物就会沉积于系膜、内皮下及血管壁,从而导致弥漫性炎症。LN 肾小球受累的特点是循环免疫复合物沉积和原位免疫复合物的形成。LN 患者体内会有抗 ds-DNA、SMA、C_{1q} 及其他各种抗原的抗体,但每种抗体在免疫复合物形成中的确切作用仍不清楚。一般情况下,系膜和内皮下的免疫复合物是由循环免疫复合物沉积所致,而上皮下免疫复合物往往由原位免疫复合物形成。免疫复合物在肾小球内的沉积部位与复合物大小、所带电荷、亲和力、系膜细胞清除能力及局部血流动力学有关。免疫复合物在肾小球内沉积可激活补体并导致补体介导的损伤、使促凝血因子活化、白细胞浸润并释放蛋白水解酶,并可激活与细胞增殖和基质形成有关的一系列细胞因子。有抗磷脂抗体(APA)的 LN 患者,肾小球内高压和凝血级联反应的活化也可导致肾小球损伤。LN 的其他肾脏损伤还包括程度不等的血管病变,从血管壁免疫复合物沉积到罕见的坏死性血管炎损害。LN 还常见有肾小管间质病变。

二、流行病学

SLE 和 LN 的发病率和患病率各国报道结果不一致,与年龄、性别、种族、地理区域、所用诊断标准和确诊方法有关。SLE 高发年龄为 15～45 岁,成年女性患病率约为 110.3/10 万,成年 SLE 患者中 90% 为女性。SLE 患者中,LN 患病率在男女性别间没有显著差异;但儿童和男性 LN 患者的病变更严重,老年人 LN 相对病变较轻。非裔美国人、加勒比黑人、亚裔及西班牙裔美国人 SLE 和 LN 的患病率是高加索人的 3～4 倍。导致 LN 的其他危险因素包括青年人、社会经济地位较低、有多条美国风湿病学会(ACR)SLE 诊断标准、SLE 患病时间长、SLE 阳性家族史和高血压等。

三、临床表现

(一)肾脏临床表现

30%～50% 的 SLE 患者确诊时有肾脏受累,常出现程度不同的蛋白尿、镜下血尿、白细胞尿、管型尿、水肿、高血压及肾功能不全等。临床可表现急性肾炎综合征、慢性肾炎综合征、肾病综合征、急进性肾炎以及镜下血尿和/或蛋白尿,少数表现为间质性肾炎及肾小管功能障碍、肾小管性酸中毒(RTA)等。

1.蛋白尿

几乎所有的 LN 患者都会出现程度不等的蛋白尿,常伴有不同程度的水肿。

2.血尿

血尿出现率可达 80%,以镜下血尿为主,罕有肉眼血尿。血尿罕有单独出现,均伴有蛋白尿。

3.肾病综合征

约 50% 的患者可表现为肾病综合征,多见于肾脏病理表现重者。

4.高血压

有 20%～50% 的患者可出现高血压。肾脏病理表现重者出现高血压的概率大,高血压一般程度不重,罕有表现为恶性高血压者。

5.肾功能不全

约 20% 的患者在诊断 LN 时即有肌酐清除率的下降,但表现为急性肾衰竭者少见。LN 致急性肾衰竭的原因有新月体肾炎、严重的毛细血管腔内微血栓形成、急性间质性肾炎及肾脏大血管的血栓栓塞等。

6.肾小管功能障碍

很多患者常可表现为肾小管功能障碍,如肾小管性酸中毒与低钾血症(RTA I 型)或高钾血症(RAT IV 型)。

临床上两种特殊类型的 LN 应引起重视,分别为亚临床型(静息)LN 及隐匿性红斑狼疮。亚临床型指病理检查有 LN 的活动性增生性表现,但临床上没有提示疾病活动的临床症状或尿沉渣变化。但如仔细检查可能会发现微量血尿和红细胞管型,无肾功能损害、抗 ds DNA 及血清补体水平正常。亚临床型 LN 极为罕见,常发生于 SLE 的早期,随 SLE 病程延长,逐渐出现肾脏病的临床表现及实验室异常。

隐匿性红斑狼疮指少数 SLE 患者,以无症状性蛋白尿或肾病综合征为首发症状,在相当长的病程中无 SLE 的特征性表现;ANA 及抗双链 DNA(ds-DNA)抗体往往阴性,往往误诊为原发性肾炎。这些患者在有肾脏病临床表现后数月到数年出现 SLE 肾外表现及自身抗体阳性,肾活检多为膜性 LN,无肾外表现可能与抗 DNA 抗体的低亲和力和低滴度有关。

(二)肾外临床表现

活动性 SLE 患者常有一些非特异性主诉,如乏力、低热、食欲缺乏及体重减轻等。其他常见表现包括口腔溃疡、关节痛、非退行性关节炎及各种皮肤损害;包括光过敏,雷诺现象和经典的面部"蝶形红斑"。皮肤网状青斑可能与流产、血小板计数减少和存在 APA 有关。SLE 神经系统受累表现为头痛、肢体瘫痪、精神症状甚至昏迷。SLE 浆膜炎包括胸膜炎或心包炎。SLE 血液系统异常包括贫血、血小板和白细胞计数减少。贫血可能与红细胞生成缺陷、自身免疫性溶血或出血有关;血小板和白细胞计数减少可能是 SLE 所致或者与药物有关。其他器官、系统受累还包括肺动脉高压、Libman-Sacks 心内膜炎和二尖瓣脱垂等,SLE 患者脾和淋巴结肿大也很常见。

四、实验室检查

(一)尿液检查

除蛋白尿外,尿沉渣可见红细胞、白细胞、颗粒及细胞管型。尿白细胞可为单个核细胞或多形核细胞,但尿培养为阴性。

(二)血液检查

除贫血、血小板及白细胞计数减少外,大部分患者有血沉增快、C反应蛋白升高及高γ球蛋白血症。血浆清蛋白常降低,部分患者血肌酐水平升高。

(三)免疫学检查

1.ANA

确诊LN必须有血清ANA阳性,超过90%的未治疗患者ANA阳性,但ANA的特异性不高(65%),ANA可见于其他风湿性疾病(如类风湿关节炎、干燥综合征及混合性结缔组织病等)和非风湿性疾病患者。ANA包括一系列针对细胞核抗原成分的自身抗体,其中抗双链DNA(ds-DNA)抗体对SLE的诊断具有较高的特异性(95%),高滴度的抗ds-DNA与疾病的活动性相关。抗Sm抗体是诊断SLE非常特异的抗体(99%),但敏感性仅为25%~30%;该抗体的存在与疾病的活动性无关。与抗ds-DNA比较,抗C_{1q}抗体与活动性LN的相关性更好、也可用于判断LN的预后。

2.APA

国外报道30%~50%的SLE患者APA阳性,包括抗心磷脂抗体(anti-cardiolipin antibody,aCL)、抗β_2-糖蛋白Ⅰ抗体(aβ_2-GPⅠ)及狼疮抗凝物(lupus anticoagulant,LA)等。这些抗体在体外能使磷脂依赖性凝血时间(APTT及KCT)延长,但在体内与血栓栓塞并发症有关;APTT及KCT延长不能被正常血浆所纠正。APA与肾动脉、肾静脉、肾小球毛细血管栓塞、Libman-Sacks心内膜炎、脑栓塞、血小板计数减少、肺动脉高压及频发流产有关。高凝倾向的原因可能包括血管内皮功能异常、血小板聚集增强、前列环素和其他内皮细胞抗凝因子生产减少和纤溶酶原激活等。

3.补体

未治疗的SLE患者约75%有低补体血症,血清补体C_3、C_4水平同时降低或只有C_4降低,补体降低水平与疾病活动性呈负相关。

五、肾脏病理

LN肾脏病理表现多样,肾小球、小管间质、肾血管均可累及。循环或原位免疫复合物在肾脏沉积,诱导补体介导的炎症反应,导致肾脏不同程度的损伤;沉积部位不同,临床表现各异。如系膜区沉积,临床多表现为血尿、少量蛋白尿;内皮下沉积可导致血尿、蛋白尿及肾小球滤过率的下降;上皮下沉积和肾病范围、蛋白尿及MN相关。

(一)病理分型

LN 以肾小球病变为最主要的病理改变,目前多采用国际肾脏病学会和肾脏病理学会联合制订的国际标准(ISN/RPS 分型),ISN/RPS 根据光镜(LM)、免疫荧光(IF)和电镜(EM)结果,将 LN 分为 6 型。

LN(尤其是Ⅳ型)免疫荧光检查常可见大量 IgG 和 C_{1q},并且有 IgG、IgA 和 IgM 及早期补体成分如 C_4,和 C_{1q} 与 C_3 共同存在。3 种免疫球蛋白及 C_{1q} 和 C_3 的共同沉积被称为"满堂亮"现象,高度提示 LN 诊断,C_{1q} 强阳性也常提示 LN。IL 肾小球毛细血管襻还可见纤维蛋白沉积,新月体病变处更为明显。电镜下免疫沉积物的分布与免疫荧光表现相符合,一些电子致密物呈指纹样,由微管状或纤维样结构组成,直径 $10\sim15$ nm。LN 患者肾活检标本中,在内皮细胞扩张的内质网中有时还可见 24 nm 的管网状物。

(二)肾间质和血管病变

LN 肾小管间质病变多伴发于较严重的肾小球病变。在增生性 LN 患者,沿着肾小管基膜可见免疫复合物沉积,可见 $CD4^+$ 和 $CD8^+$ 淋巴细胞和单核细胞间质浸润。活动性病变中有细胞在肾小管浸润和肾小管炎表现;慢性非活动性期患者,主要表现为肾间质纤维化。间质性肾炎往往与肾功能不全及高血压有关,有报道沿肾小管基膜免疫复合物沉积与高滴度的抗 ds-DNA 和血清补体水平降低相关。个别情况下,LN 可表现为突出的肾小管间质炎症而肾小球病变很轻,并出现急性肾衰竭或肾小管性酸中毒。

LN 还可见到一系列血管病变,血管炎很少见。通常情况下,IF 和 EM 下血管壁有免疫复合物沉积;有时在严重增生性 LN 患者可见纤维素样非炎症性血管坏死,或者有血栓性微血管病。血栓性微血管病患者可出现血清 APA 阳性,既往有血栓事件病史,并常与增生性 LN 同时存在。

(三)临床和病理的相关性

LN 的临床症状与 ISN 病理类型有关。

(1)Ⅰ型患者通常没有临床肾脏病表现,尿检及肾功能均正常。

(2)Ⅱ型患者可能有抗 ds-DNA 升高和补体水平降低,尿沉渣往往阴性,高血压发生率不高,可出现轻度蛋白尿(<2 g/24 h),肾功能往往正常。Ⅰ型和Ⅱ型患者预后良好,但有微小病变或狼疮足细胞病的患者例外,这些患者可出现肾病综合征。

(3)Ⅲ型患者临床表现差别较大,活动性Ⅲ(A)或(A/C)患者常有血尿、高血压、低补体血症和蛋白尿,严重者可出现肾病综合征,1/4的患者会有血清肌酐水平升高;Ⅲ(C)患者几乎均有高血压和肾功能下降,而无活动性尿沉渣。增生性病变肾小球比例不高的患者对治疗反应良好,肾损害进展缓慢;而受累肾小球数目在50%左右,或有坏死性病变及新月体形成的患者,其临床表现及预后与Ⅳ(A)患者无明显差异。是否重度局灶节段增生性Ⅲ型患者比弥漫性增生性Ⅳ型患者预后更差,尚存在争议。

(4)Ⅳ(A)型患者临床症状往往较重,常有大量蛋白尿、高血压、活动性尿沉渣,多有肾病综合征和不同程度的肾功能损害。有明显的低补体血症和较高的抗 ds-DNA 水平。多数情况下弥漫增生性Ⅳ型患者肾脏预后很差,增生严重者或伴大量新月体形成的患者可发生急性肾衰竭。是否ⅣS型患者预后较ⅣG型更差,尚存在争议。

(5)Ⅴ型患者表现为蛋白尿和肾病综合征。其中40%的患者为非肾病性蛋白尿、20%的患者尿蛋白可<1 g/24 h。少数患者可有活动性尿沉渣,SLE 血清学异常不明显,肾功能往往正常。有些患者在发展为 SLE 前表现为特发性肾病综合征。Ⅴ型患者易出现血栓性并发症,如肾静脉血栓形成和肺栓塞。

(6)Ⅵ型患者常是Ⅲ或Ⅳ型 LN 的终末期阶段,许多患者持续有血尿、蛋白尿,并伴有高血压和肾小球滤过率下降。

(四)病理分型的转换与预后

病理分型对于估计预后和指导治疗有积极的意义。通常Ⅰ型和Ⅱ型预后较好,部分Ⅲ型、Ⅳ型和Ⅵ型预后较差。LN 的病理类型是可以转换的,一些临床表现近期加重的患者,病理会从一个较良性或增生不明显的类型(Ⅱ型或Ⅴ型)转变为增生活跃的病变类型(Ⅲ型或Ⅳ型);而活动性Ⅲ型或Ⅳ型患者经过免疫抑制剂治疗,也可以转变为主要为膜性病变的类型(Ⅴ型)。

肾脏病理提示 LN 活动性(可逆性)指数包括:肾小球细胞增生性改变、纤维素样坏死、核碎裂、细胞性新月体、透明栓子、金属环、炎细胞浸润,肾小管间质的炎症等;而肾小球硬化、纤维性新月体、肾小管萎缩和间质纤维化则是 LN 慢性(不可逆性)指数。活动性指数高者,肾损害进展较快,但积极治疗仍可以逆转;慢性指数提示肾脏不可逆的损害程度,药物治疗只能减缓而不能逆转慢性指数的继续升高。研究发现高活动性和慢性指数(活动指数>7 及慢性指数>3)的患者预后不良,这些患者有细胞性新月体及间质纤维化。病理标本显示广泛的肾小球硬化或肾间质纤维化提示肾脏预后极差。

六、诊断和鉴别诊断

(一)诊断

SLE 的基础上,有肾脏病变的表现则可诊断为 LN。SLE 的诊断多采用美国风湿病学会(ACR)1997 年更新的标准,11 项标准中符合 4 项或以上诊断该病的敏感性和特异性可达 96%。对于一个有典型临床表现和血清学标志物的年轻女性患者,SLE 的诊断容易确定;但 ACR 诊断标准是 SLE 分类标准,是为 SLE 临床研究确保诊断正确性而制订的,临床上有些非典型的或早期狼疮患者并不符合上述标准。由于疾病的表现会随着 SLE 的进展而有所变化,可能需要较长时间的观察才能确定诊断,如膜性 LN 患者早期可能并不符合 4 项确诊标准,这些患者病情进展一段时间后才具备典型的 SLE 的临床表现。

(二)鉴别诊断

典型的 LN 诊断困难不大,但有些情况下,LN 需与以下疾病相鉴别。

1.与 SLE 相似的多系统受累的疾病

如干燥综合征、原发性抗磷脂抗体综合征、ANA 阳性的纤维肌痛症及血栓性微血管病等,这些疾病可以有肾损害。需注意的是 SLE 可以和一些多系统或器官特异性自身免疫性疾病重叠存在。

2.其他风湿免疫性疾病肾损害

如皮肌炎、系统性硬化症、混合性结缔组织病、小血管炎等均可表现为全身多系统受累及 ANA 阳性,当累及肾脏时应与 LN 鉴别。类风湿关节炎也可伴系膜增生性肾小球肾炎及淀粉样变性肾病。临床上可根据特征性皮损、关节受累特点、特异性的血清学指标(如 ANCA)并行自身抗体检查进行鉴别,有困难时需行肾穿刺活检根据病理鉴别。

3.其他继发性肾小球肾炎

如过敏性紫癜可有紫癜样皮疹、全身症状、关节炎、腹痛和肾小球肾炎,但肾活检免疫荧光主要为 IgA 在系膜区沉积;而多数增生性 LN 肾活检免疫荧光呈"满堂亮"现象。细菌性心内膜炎和冷球蛋白血症累及肾脏可致急进性肾小球肾炎,患者往往有血清补体水平降低,需与 LN 鉴别。

七、治疗

LN 的治疗要个体化,因人而异,应根据病理类型、SLE 肾外表现等选择治疗方案。LN 治疗的目的是要达到疾病的缓解,防止复发,避免或延缓不可逆的脏器病理损害,并尽可能减少药物不良反应。目前肾上腺皮质激素(简称激素)和免疫抑制剂仍是治疗 LN 的基本药物。

(一)Ⅰ型、Ⅱ型患者

不需要针对肾脏进行治疗,治疗以控制 SLE 的肾外症状为主。大多数患者远期预后良好,Ⅱ型微小病变肾病综合征和狼疮足细胞病患者与微小病变肾病类似,应予以短期大剂量激素治疗。

(二)活动局灶增生性 LN 和活动弥漫增生性 LN

活动局灶增生性 LN(ⅢA 和 ⅢA/C)和活动弥漫增生性 LN(ⅣA 和 ⅣA/C)需采用激素和免疫抑制联合治疗。活动增生性 LN 的治疗分为诱导治疗及维持治疗两个阶段。诱导治疗是针对急性的、危及生命或器官功能的病变,需迅速有效地控制住病情,从而减轻组织的破坏和随后的慢性损伤。患者的病情经过诱导治疗得到缓解后,需转入维持治疗阶段;维持性治疗则需要长期用药,以减少病变复发,延缓终末期肾脏疾病(ESRD)发生。

1.诱导治疗

使用大剂量激素联合其他免疫抑制剂(主要为环磷酰胺或吗替麦考酚酯)。诱导治疗的目标是达到肾炎缓解。完全缓解指蛋白尿<0.5 g/d 或尿蛋白肌酐比值<0.5 g/g,无肾小球性血尿或红细胞管型,肾功能正常或基本稳定;同时血清学标志物会有改善(抗 DNA 抗体水平升高、血清补体水平下降)。诱导治疗的时间至少为 3 个月,可延长至 6 个月甚至更长(取决于疾病严重程度),6 个月无效患者需考虑强化治疗。

(1)口服泼尼松或泼尼松龙[1 mg/(kg·d)或 60 mg/d],持续 4～6 周,若病情开始缓解可逐渐减少用量;或甲泼尼龙静脉冲击治疗(0.5～1 g/d,1～3 天),之后口服泼尼松[0.5 mg/(kg·d)],3～6 个月后,口服剂量逐步减少到约10 mg/d。

甲泼尼龙静脉冲击治疗指征:狼疮活动致急进性肾炎综合征,病理表现为肾小球活动病变明显、有广泛的细胞性新月体、襻坏死,狼疮脑病,系统性血管炎,严重血小板计数减少,溶血性贫血或粒细胞缺乏,严重心肌损害致心律失常等。一些非对照性试验提示甲泼尼龙静脉冲击疗法比口服足量激素更加有效且毒副作用小。激素的不良反应包括水和钠潴留、易患感染、消化道溃疡、高血压、高脂血症、神经心理障碍、类固醇性糖尿病、向心性肥胖、白内障、青光眼、伤口愈合延迟、儿童生长发育迟缓、骨坏死及骨质疏松等。长期使用激素需逐渐减量,尤其是每天用量＜15 mg时,不可骤停药物。

（2）环磷酰胺（CTX）可静脉注射或口服。对于肾功能恶化迅速地弥漫增生性LN,病理显示广泛的细胞性新月体、襻坏死;推荐应用美国国立卫生研究院（NIH）方案:CTX（0.5～1 g/m²）,每月1次,连用6个月,然后改为每3个月1次,直至完全缓解。但该方案不良反应较大,可能出现严重感染、出血性膀胱炎、性腺功能损害、脱发等,这些不良反应限制了NIH方案在临床上的应用。为避免大剂量CTX的不良反应,对于轻中度增生性LN患者,推荐欧洲风湿病协会（ELNT试验）的方案（EURO-Lupus）:CTX（0.5 mg）,每2周1次,连用3个月,然后转为硫唑嘌呤（Aza）维持治疗[2 mg/（kg·d）]。增生性LN患者诱导治疗也可口服CTX[1～1.5 mg/（kg·d）,最大1.5 mg/（kg·d）],连用2～4个月。

（3）吗替麦考酚酯（MMF）:一般1.5～2 g/d,连用6～12个月。最近一项国际多中心、开放性、前瞻性的随机对照临床试验（ALMS）的结果显示,MMF和静脉用CTX在诱导治疗LN的疗效方面无差异,在不良事件发生率及病死率方面也基本相当。虽然MMF的疗效并不优于CTX,但是它对LN能起到有效的诱导缓解作用。临床上对于不能耐受CTX或CTX治疗后复发的LN患者,MMF仍可作为有效的替代药物。MMF的不良反应常见有胃肠道反应,包括恶心、呕吐、腹泻、口腔及肠道溃疡;其次为骨髓抑制（如白细胞计数减少）;长期应用导致感染增加,尤其是病毒感染（如CMV感染）及卡氏肺孢子菌感染（如肺孢子菌病）,须引起警惕。

（4）难治性增生性LN的治疗:部分增生性LN患者使用激素联合CTX或MMF诱导治疗仍不能缓解,可考虑应用二线或三线药物,包括利妥昔单抗、静脉注射用人免疫球蛋白及他克莫司等。

利妥昔单抗是一种嵌合鼠/人的单克隆抗CD20抗体。它可以通过抗体及补体介导的细胞毒作用,诱导细胞凋亡的途径来清除体内异常增生的B细胞。每次1 g静脉输注4小时以上,2周后可重复给药。一些临床试验结果显示,利妥昔单抗对难治性LN患者疗效较好。但是治疗时间、合并用药等需要进一步规范,用于LN治疗的长期疗效还有待进一步证实。

静脉注射用人免疫球蛋白可抑制补体介导的损害,调节T细胞和B细胞功能,下调自身抗体产生。可作为重症LN的辅助用药,但目前尚缺乏标准化的用药方案。

他克莫司:免疫抑制机制与环孢素A（CsA）相似。他克莫司与胞质内结合蛋白（FKBP12）相结合,可抑制钙调神经磷酸酶的活性,阻断钙离子依赖的信号转导通路,抑制 T 细胞活化有关的细胞因子,抑制 T 细胞及 B 细胞的活化和增殖。该药联合激素能控制弥漫增殖性 LN 的病情活动,复发率低。他克莫司推荐起始剂量为 0.1～0.3 mg/(kg·d),每 12 小时空腹服用 1 次,不良反应与 CsA 相似,其多毛、牙龈增生、高血压、高尿酸血症及肾毒性发生率均小于 CsA;而糖尿病及震颤的发生率高于 CsA。

多靶点治疗:联合应用作用于不同靶点的药物,如激素＋MMF＋他克莫司或 CsA。这种联合用药治疗,可将 Ⅴ＋Ⅳ型、Ⅴ＋Ⅲ型及 Ⅳ型病变都有效地控制。多靶点疗法虽然应用了多种药物,但每种药物的剂量减小(常用药物剂量的一半),减少了免疫抑制剂的不良反应,初步结果尚满意,长期疗效和安全性有待进一步观察。

其他治疗方法:有报道血浆置换用于难治性及迅速进展性 LN 患者的辅助治疗,但尚无临床试验说明血浆置换在患者生存率、肾脏存活率、尿蛋白减少和改善肾小球滤过率方面有显著效果。造血干细胞移植已经成功地用于治疗部分 SLE 患者,显示干细胞移植可能是治疗难治性 LN 的有效手段。此外,还有一些有望治疗 LN 的生物制剂正处于临床研究阶段,如 CTLA4-Ig、抗 CD22 单抗等。

2.维持治疗

一般应用口服激素联合免疫抑制剂,激素在维持治疗中起主要作用。通常使用最低有效量的激素(如泼尼松或泼尼松龙 5～10 mg/d)以减小长期激素治疗的不良反应。免疫抑制剂首选 MMF 或 Aza,其他可选免疫抑制剂包括 CTX、CsA、他克莫司、来氟米特及雷公藤多苷等。维持治疗 MMF 可予以 1～1.5 g/d,病情稳定 2 年后可减至 1 g/d 以下;Aza 根据患者个体反应可予以 1～2 mg/(kg·d),Aza 不良反应较轻,可长期维持用药;最常见不良反应是骨髓抑制,其他不良反应包括肝功能损害、黄疸、脱发等。目前维持阶段的持续时间尚无定论,多数临床试验的维持时间在 2 年以上。

(三)膜性 LN(Ⅴ)

对于存在增生性病变的混合型(Ⅴ＋Ⅲ或Ⅴ＋Ⅳ型)患者,治疗同Ⅲ或Ⅳ型。可用激素联合免疫抑制剂,如 MMF(治疗 6 个月)、CsA[4～6 mg/(d·kg),治疗 4～6 个月]、CTX 或他克莫司等。对于单纯膜性 LN,尚无最佳治疗方案,Ⅴ型肾病综合征很少自发缓解,可给予激素联合 CsA 治疗。CsA 不良反应包括肾毒性、肝脏不良反应、高血压、胃肠道反应、多毛、牙龈增生、高尿酸血症及痛风、骨痛、血糖升高、震颤、高钾血症、低镁、低磷血症、肾小管性酸中毒,以及引起肿瘤和感染等。

(四)LN 的一般治疗

如果没有禁忌证,所有患者应服用羟氯喹 200～400 mg/d,该药可预防 LN 复发,并可减少血管栓塞并发症。其他支持治疗包括应用血管紧张素转化酶抑制剂或血管紧张素Ⅱ受体阻滞剂控制高血压及蛋白尿,使用抗骨质疏松药物,预防心血管事件及 SLE 其他并发症。

(五)LN 终末期肾病及肾移植

多数 LN 致终末期肾病为Ⅵ型 LN,表现为肾小球硬化、肾间质纤维化、肾小管萎缩。但也有些迅速进展至肾衰竭的 LN 患者,甚至已经透析治疗,肾脏病理仍可能有活动性病变;这些患者仍需免疫抑制治疗,有些患者治疗效果较好。但注意不能治疗过度,以免出现严重不良反应。

终末期肾病的 LN 患者,如果全身病变稳定,可考虑肾移植。由于移植后机体处于免疫抑制状态,LN 在移植后较少复发(复发率为 3%～30%)。LN 复发引起移植肾失活的病例罕见,大多数复发病例的病理表现与自体肾 LN 病变相同,加大免疫抑制剂用量可控制复发的 LN。

八、预后

SLE 目前尚不能根治,近年随着 LN 诊治水平的显著提高,LN 的生存率已得到显著的改善。急性期 LN 患者的死亡原因主要是肾脏以外的重要器官受累及重症感染,后期主要死因包括终末期肾衰竭、感染、心肌梗死等心脑血管事件。影响 LN 预后的临床指标包括肾脏病理表现、基线血清肌酐及尿蛋白水平、高血压、重度贫血、血小板计数减少、低补体血症和高抗 ds-DNA 水平。此外,是否及时治疗、治疗后蛋白尿下降的程度及肾病复发情况也是影响 LN 预后的主要因素。

第二节 过敏性紫癜肾炎

过敏性紫癜(Henoch-Schönlein purpura,HSP)属于系统性小血管炎,主要侵犯皮肤、胃肠道、关节和肾脏。病理特点为含有 IgA 的免疫复合物沉积在受累脏器的小血管壁引起炎症反应。肾脏受累表现为免疫复合物性肾小球肾炎。过敏性紫癜的皮肤损害 1801 年由 Heberden 首次描述，1837 年后 Schönlein 陆续将这种皮肤损害与关节炎、胃肠累及、肾累及联系起来，提出综合征的概念。目前认为过敏性紫癜是一种儿童最常见的血管炎，发病率为 1‰～2‰。几乎所有的患者均出现皮肤紫癜，75% 的患者出现关节症状，60%～65% 的患者出现腹痛，40%～45% 的患者发生肾病。少数患者可以出现肺、中枢神经系统、泌尿生殖器官受累。一旦出现过敏性紫癜肾炎（HSPN）往往是一个长期持久的过程。存在自发缓解，起病年龄与病情轻重等因素决定其预后。

一、过敏性紫癜肾炎的发病机制

由于过敏性紫癜的致病因素错综复杂，机体可因致敏原性质、个体反应性的差异及血管炎累及的脏器和病变程度的不同，在临床病理改变上呈现不同的表现。很多研究已证明过敏性紫癜肾炎的肾脏损害程度、对免疫抑制剂的反应及预后与种族、年龄密切相关，但是产生这种差别的本质仍不明。半数患者起病前有诱因存在，比如病毒感染、细菌感染、寄生虫感染、药物因素、毒素、系统性疾病或者肿瘤。现有研究表明，过敏性紫癜肾炎与 IgA 肾病在肾小球内沉积的 IgA 都主要是多聚的 IgA1，B 细胞 B-1，3-半乳糖基转移酶的缺陷导致 IgA1 绞链区 O 型糖基化时，末端链接的半乳糖减少，这一改变可能影响 IgA1 与肝细胞上的寡涎酸蛋白受体结合而影响 IgA 的清除，而且能增加其与肾脏的结合。血清 IgA1 分子铰链区糖基化异常可能在过敏性紫癜肾炎和 IgA 肾病中发挥了同样的作用，糖基化异常的 IgA1 分子容易自身聚合，不容易被肝脏清除，从而容易沉积在肾脏致病。补体活化也有重要作用。IgA 复合物沉积在系膜区后，与系膜细胞作用，引起系膜细胞增生、细胞外基质产生增加、趋化因子（MCP-1）和 IL-8 合成增多，引起多形核白细胞和单核细胞浸润。趋化因子还能够与足细胞作用，影响其生物学功能，参与蛋白尿形成。

二、过敏性紫癜肾炎的病理分型

国际儿童肾脏病研究组（ISKDC）制订了过敏性紫癜的肾脏组织病理分型，肾小球病变与临床表现有关。Ⅰ型为肾小球轻微病变；Ⅱ型仅仅表现为系膜增生；Ⅲ型为系膜局灶或弥漫增生，但是 50% 以下的肾小球形成新月体，或节段血栓形成、襻坏死或硬化；Ⅳ型中系膜病变同Ⅲ型，但 50%～75% 的肾小球形成新月体；Ⅴ型，75% 以上的肾小球形成新月体；Ⅵ型为假膜增生型。

三、过敏性紫癜肾炎的临床表现和预后

由于研究人群差异，过敏性紫癜肾炎的发病率报道不一。有报道在儿童中为33%,在成人中为63%。最常见的临床表现是肉眼血尿,也可以有镜下血尿,可以一过性,持续性或者反复发作。血尿可以伴随皮疹复发而出现,也可以在肾外表现消退后很长时间以后再发。一般伴随有不同程度的蛋白尿,肾病综合征的发病率报道不一。也有表现为肾小球滤过率下降、氮质血症或者进展到终末期肾脏病。

一般而言,过敏性紫癜肾炎起病的临床表现与远期患者是否发展为慢性肾脏病有良好相关性。根据 Goldstein 等的研究,起病初期患者仅表现为血尿/少量蛋白尿,远期发展到慢性肾脏病的可能性不到5%;临床表现蛋白尿量明显但是不够肾病综合征水平,远期发展到慢性肾脏病的可能性为15%;如果达到肾病综合征水平,该可能性增加到40%;如果患者同时表现肾病综合征和肾炎综合征,可能性超过50%。鉴于针对过敏性紫癜肾炎治疗策略和手段的文章的异质性,和过敏性紫癜肾炎是发展为慢性肾脏病的一个重要原因,强调临床长期随访的重要性。在起病3年时,如果患者的肌酐清除率<70 mL/(min·1.73 m²)和蛋白尿水平较起病时增加也是远期慢性肾脏病进展的危险因素。

ISKDC 的病理分期主要的指标是新月体的比例和系膜增殖的程度。实际上,肾脏活检病理检查中小管损伤程度、间质纤维化、肾小球和间质炎症程度、新月体的特点(大新月体或者小新月体,纤维化的程度等)、有无局灶硬化、动脉粥样硬化这些因素都和预后相关。与患儿相比,成人发病的过敏性紫癜肾炎预后较差。

四、过敏性紫癜肾炎的鉴别诊断

过敏性紫癜肾炎与 IgA 肾病的病理表现均为肾小球系膜区有 IgA 为主的免疫球蛋白的沉积和系膜增生,临床表现突出为有血尿或伴有不同程度的蛋白尿。过敏性紫癜肾炎发病多见于儿童,IgA 肾病发病高峰则在15~30岁,有关研究表明在儿童中两者临床表现、病理和发病机制仍存在很大的差异。比如在过敏性紫癜肾炎患者中,患者血 IgG 水平较 IgA 肾病患者更高,循环中含 IgA 复合物的体积更大,血 IgE 水平更高。与 IgA 肾病相比,新月体的出现更常见于过敏性紫癜肾炎,它的数量与疾病的严重程度和预后有关;常与襻坏死、毛细血管内细胞增生并存。

五、过敏性紫癜肾炎的治疗决策

临床中有严重起病患者未经特异治疗而自愈,也有起病初期仅有少量血尿,但长期进展到终末期肾脏病的个例报道。鉴于目前缺少大宗临床资料的随机对照研究,以往的认识是在患者起病时是否给予和给予什么强度的治疗,非常棘手。基于一些回顾性研究和经验,目前认为在起病初期及时有效的治疗能够减少慢性肾脏病的发生和进展。我们需要预先判定患者的长期预后来选择治疗措施的轻重,以及判定可能出现的严重不良反应。这种权衡需要根据患者对治疗的反应随时调整。在过敏性紫癜肾炎的治疗中,使用大剂量激素冲击治疗大量新鲜新月体形成,使用血浆置换短时间内有效清除血 IgA1 和复合物,使用激素或免疫抑制剂包括环磷酰胺、硫唑嘌呤、钙调磷酸神经酶抑制剂、利妥昔单抗减少 IgA 产生,使用依库珠单抗抑制补体激活,使用华法林、双嘧达莫或者阿司匹林对抗纤维蛋白,使用 ACEI/ARB 减少尿蛋白。

对于起病时仅有血尿或者少量蛋白尿的患者,强调长期随访。

有限的随机对照研究发现,短期糖皮质激素治疗对于预防儿童过敏性紫癜肾炎的发生和进展无效。也有研究结论表明在一成人过敏性紫癜肾炎患者的队列研究中,环磷酰胺＋糖皮质激素治疗与单用糖皮质激素治疗没有更多益处。有学者认为,这些观点还需要更长时间和更多文献加以证实。

第三节　干燥综合征肾损害

干燥综合征是一种主要累及外分泌腺的自身免疫性慢性炎症疾病,能导致腺体结构破坏,功能丧失。最常累及唾液腺和泪腺,表现为口干和眼干。其他受累的外分泌腺还包括胰腺、汗腺及肠道、支气管和阴道的黏液分泌腺体,肾脏和中枢神经系统也常受累。

干燥综合征是由 Sjögren 于 1933 年首先描述,目前该病分为原发性干燥综合征(PSS)与继发性干燥综合征。PSS 主要侵犯外分泌腺,部分患者也能伴随出现系统性损害。与其他自身免疫性风湿性疾病共存者为继发性干燥综合征,主要见于类风湿关节炎。大约 1/3 的类风湿关节炎患者会存在继发性干燥综合征,其口腔及眼睛的干燥与 PSS 相似,只不过是在类风湿关节炎发生后才出现。其他的自身免疫性风湿性疾病包括 SLE、硬皮病和多发性肌炎,原发性胆汁性肝硬化也可发生干燥综合征。

一、干燥综合征的发病机制

尽管对 PSS 的病因及发病机制已做了广泛研究,但是至今仍不清楚。宽泛地讲,PSS 发病与多种因素相关,已经积累的证据显示,遗传因素与 PSS 发病关系密切,而环境因素如病毒感染、性激素变化、组织损伤等都对启动 PSS 的自身免疫疾病过程具有作用。

(一)遗传因素与干燥综合征

对于遗传因素的研究依然有限,北京协和医院报告的 150 例病例中,有 2 例为姐妹。也有不少研究报告了 PSS 与 HLA 抗原分型的关系。来自不同国家报告的类型都是 HLA-DR 抗原,意大利为 HLA-DR3,希腊为 HLA-DR5、HLA-DR53,以色列为 HLA-DR11,日本为 HLA-DRw53,中国为 HLA-DR3。

近来有学者对基因多态性与 PSS 之间的关系进行了研究。通过病例对照研究已发现干扰素(IFN)基因多态性与 PSS 发病相关,最重要的是 PSS 和 IRF5(编码干扰素调节因子 5,累及 I 型干扰素途径)及 STAT4(编码信号传导及转录激活因子 4,累及 II 型干扰素途径)基因多态性的关系。关于 PSS 的第一个全基因组关联研究的初步结果目前已经公布,对 395 例欧洲的 PSS 患者和 1 975 例健康者进行了对比研究,而在重复试验中,又扩大对比了 1 243 例患者与 4 779 例健康者。与 PSS 最相关的遗传位点是 MHC/HLA 区域,峰值在 HLA-DQB1。与 PSS 相关的多种基因位于此区域内。该研究确定了与基因多态性相关的 6 个独立的位点:IRF5、STAT4、BLK(编码 B 细胞激酶)、IL12A(编码 IL-12 亚单位 α)、TNIP1(编码 TNFAIP3-相互蛋白 1)和 CXCR5(编码 CXC 趋化因子受体 5)。该研究也首次证实了 IL12A 基因多态性与 PSS 之间的关系。

表观遗传学异常在包括 PSS 在内的多种自身免疫性疾病发病中具有重要作用,尽管目前对 PSS 表观遗传学的了解尚有限,但是已经观察到唾液腺 miRNA 的表达类型与该疾病相关。

(二)病毒感染与干燥综合征

某些感染性疾病会产生类似于 PSS 的症状,而被称为干燥综合征样疾病,提示感染可能是 PSS 的病因之一。唾液腺的病毒感染可启动致干燥综合征的自身免疫过程,而且在 PSS 患者的唾液腺中已检测到 EB 病毒 DNA,故嗜唾液腺病毒如 EB 病毒感染已被认为是 PSS 的启动因素,可导致 PSS 发生。除 EB 病毒外,巨细胞病毒(CMV)也认为与 PSS 有关。有报道在 PSS 患者的血清中已测得高水平的 CMV IgM 抗体,甚至在其他自身免疫性疾病中也观察到同样结果,因此有学者认为 CMV 感染不仅与 PSS 的发病有关,而且与许多自身免疫疾病的发病均相关。反转录病毒可感染免疫系统,引起免疫调节异常,因而也被认为是 PSS 的病因。HIV-1 感染可累及唾液腺和其他器官(包括肾脏的 CD8$^+$ T 细胞浸润),其临床表现与 PSS 十分相似,但是此病未被划归 PSS,而是独立命名为"弥漫性浸润性淋巴细胞增多综合征",文献报道有 3%～8% 的 HIV 感染者具有此综合征。类似表现也见于其他反转录病毒感染性疾病,如人类 T 细胞白血病反转录病毒-1(HTLV-1)。在 HTLV-1 感染者中约 3% 具有干燥综合征表现,而在 36 例 PSS 患者中有 13 例检测到了 HTLV-1 抗体。尽管在这两个反转录病毒感染疾病中都看到了 PSS 的类似临床表现,但是它们在 PSS 中的确切致病作用仍待进一步证实。1997 年 Rigby 等在 PSS 患者中测得了反转录病毒序列,另有学者用 PSS 患者的唾液腺与淋巴细胞共同培养发现反转录病毒-A 型颗粒存在,不过这些证据仍显不足。在动物实验中,反转录病毒感染与 PSS 的关系也只有非直接证据。

(三)免疫功能失调与自身免疫

环境因素对于那些有发病倾向的患者可启动自身免疫过程。在这个过程中,有 T 细胞和 B 细胞的激活和相互作用,有细胞因子的产生和激活及自身抗体的产生。而自身反应性 T 细胞和 B 细胞在 PSS 外分泌腺的炎症浸润及自身抗体的产生方面起着决定性的作用。在最近,临床和实验室观察已经提高了上皮细胞在发病中的中枢环节作用,并提出此病的病因学名称应为"自身免疫性上皮病"。该病的外分泌腺表现应分为两组:①间质性肾炎、肺及肝脏受累,这是淋巴细胞侵犯上皮组织的结果;②肾小球肾炎、皮肤血管炎及周围神经病变,这些是免疫复合物介导性疾病,这类疾病合并淋巴瘤的风险增加。

PSS 患者可测得多种自身抗体,其中与 PSS 相关者为抗 Ro/SSA 和抗 La/SSB 抗体。Nardi 等研究了 335 例 PSS 的自身抗体,测定了 ANA、抗 SSA 抗体、抗 SSB 抗体、抗 Sm 抗体、抗核糖核蛋白(RNP)抗体、抗平滑肌抗体(ASMA)、抗壁细胞抗体(APCA)、抗肝肾微粒体 1 型(LKM-1)抗体和抗微粒体抗体(AMA)。其中抗 Ro/SSA 抗体阳性者有 111 例(33%),抗 La/SSB 抗体阳性者有 78 例(23%),而 ANA 阳性者有 278 例(83%),ANA 阳性者在滴度达 >1∶80 时与抗 SSA/SSB 抗体相关。

细胞因子是免疫反应的强有力效应器。特异性的效应 T 细胞亚群如辅助细胞 Th1、Th2、Th17 和 T 滤泡辅助细胞(TFH)的分化是受不同的细胞因子影响的。而在病情恶性循环中,效应 T 细胞亚群反过来也产生一组信号细胞因子,在目标组织中发挥特殊效应,并常常同时促进同一效应亚群细胞的进一步分化和扩充。许多细胞因子水平在 PSS 患者的靶组织及血循环中升高。

Th1-相关的细胞因子有干扰素-γ(IFN-γ)、白介素-12(IL-12)、白介素-18 (IL-18)和肿瘤坏死因子-α(TNF-α)等。文献报道,与非 PSS 患者比较,PSS 患者的唾液腺和唾液中的 IFN-γ 水平显著升高;在 PSS 患者的受累器官中 IL-12 水平也升高,其主要来源为巨噬细胞和树突状细胞;在 PSS 患者的血清、唾液腺和唾液中已测得高水平的 IL-18,其水平升高程度与疾病严重度相关;PSS 患者较非 PSS 患者的唾液中有更高水平的 TNF-α,TNF-α 能促进 Ro/SSA 和 La/SSB 在角质细胞表面表达,诱发自身免疫。体外研究显示 TNF-α 单独或与 IFN-γ 合作能诱导唾液腺细胞的凋亡并损伤其分泌功能。Th2-相关的细胞因子有白介素-4(IL-4)和白介素-13(IL-13)。文献报道,在部分 PSS 患者的唾液腺中已检测到水平增高的 IL-4;在 PSS 患者的外分泌腺中也检测到 IL-13 mRNA 高表达,IL-13 可影响肥大细胞而导致靶器官损害。Th17-相关的细胞因子有白介素-17 (IL-17)和白介素-22(IL-22),而 Th17 细胞的存活需要依赖细胞因子白介素-23 (IL-23)。文献报道,在 PSS 患者的唾液腺和血清中 IL-17 和 IL-23 水平升高,且免疫组化分析显示在淋巴细胞浸润的部位和导管部位 IL-17 和 IL-23 蛋白及其受体呈高表达;PSS 患者的血清中 IL-22 水平也显著升高,且升高程度与自身抗体和类风湿因子的程度相关,提示 IL-22 可能在 PSS 的发病中起着作用。其他细胞因子还有白介素-21(IL-21)和白介素-10 (IL-10)等。文献报道,PSS 患者的血清中 IL-21 浓度显著升高,且与 IgG1 水平相关,免疫组化显示在 PSS 患者唾液腺的淋巴浸润灶有高水平的 IL-21 表达;PSS 患者的唾液及血清中 IL-10 水平也显著升高,前者升高程度与眼干和口干严重度相关,后者升高程度与 IgG1 水平及免疫细胞浸润程度呈显著正相关。这些结果也提示 IL-21 及 IL-10 在 PSS 发病中具有作用。综上所述,T 细胞来源的或 T 细胞影响的细胞因子,在 PSS 的发病中可能发挥着重要作用。在这些因子中,IL-4、IL-13、IFN-γ、IL-17、IL-21 和 IL-10 已有较强说服力显示它们在 PSS 发病中具有重要作用,而其他细胞因子如 IL-12、IL-23、IL-18、TNF-α 和 IL-22 也高度提示在 PSS 发病中具有作用,但还需要进一步进行验证。

各种细胞和炎症因子及抗体是如何造成组织损伤的,Lessard 等阐述了发病中 B 细胞激活、B 细胞受体激活及 T 细胞激活 3 个主要过程。Fox 具体描述了如下几个主要步骤:①病毒或非病毒侵入腺体,导致细胞坏死或凋亡,此后在腺细胞表面表达 SSA 蛋白;②损伤的腺体产生细胞因子,上调腺体内皮小静脉上的趋化因子和细胞黏附分子,促进淋巴细胞和树突细胞迁移(或归巢)到受损腺体;③通过 HLA-DR 阳性抗原呈递细胞呈递 SSA 抗原,在 T 辅助细胞的影响下由 B 细胞产生 SSA 抗体;④形成包含抗 SSA 和核糖体蛋白的免疫复合物,通过 Toll 受体和Fc-γ受体结合到腺体的树突细胞上;⑤树突状细胞产生Ⅰ型干扰素,进一步促进淋巴细胞归巢、淋巴细胞及金属蛋白酶活化,以及腺细胞凋亡。连接固有免疫系统与获得性免疫系统的恶性循环即会在具有基因倾向性的个体(HLA-DR 阳性)中发生,产生对 SSA 的免疫反应形成免疫复合物,刺激 Toll 受体产生特征性的Ⅰ型干扰素信号。

二、干燥综合征的临床与病理表现

(一)发病率

该病症状轻微,许多患者已经患病而自己并未察觉,也不会到医院去寻求帮助,故 PSS 的确切发病率并不清楚。但是在自身免疫性风湿性疾病中此病仅次于类风湿关节炎,是第二个常见病。该病主要累及女性,女性患病大约是男性的10 倍;任何年龄均可发生,高峰年龄为 40~60 岁。

(二)眼及口腔表现

导致患者就医的眼部症状常是主诉对风沙敏感、光敏感、不能耐受角膜接触镜、眼睛疼痛不适及结膜炎表现等,确认眼干燥须做泪液分泌试验(即 Schirmer 试验)及角膜荧光素染色检查;口干症状往往主诉进食干食物(如饼干、馒头)需用水助吞,或者夜间口渴需要饮水等,半数以上患者还会主诉腮腺肿胀,确认涎腺疾病须做唾液流率试验、涎腺放射性核素检查及腮腺造影等检查。另外,均应检测血清抗 SSA 和抗 SSB 抗体。

PSS 的典型病理学改变是外分泌腺慢性炎症。浸润的细胞主要是 CD4$^+$ T 细胞、B 细胞及浆细胞。在疾病的早期,腺小叶有灶性淋巴细胞浸润及聚集,首先浸润至小叶间-小叶内导管周围,而后进入实质,最后形成弥漫性浸润,伴随出现腺上皮细胞病变(在附着及外形上发生变化)及凋亡。临床上常做下唇腺活检病理检查,指南规定淋巴细胞灶≥1 个(在 4 mm^2 组织内有≥50 个淋巴细胞聚集称为 1 个灶)才能诊断干燥综合征。

(三)全身系统表现

部分 PSS 患者可以出现眼、口以外的全身系统表现。

1.一般症状

约 50%的患者有疲乏、精神压抑表现,并偶尔出现体重减轻,自述"仿佛患了恶性肿瘤一样"。疲乏是最早的主诉,原因不甚清楚,由于本病常合并甲状腺功能低下,故疲乏也可能与此相关。

2.关节肌肉表现

50%的患者有关节痛、晨僵、间断发作的滑膜炎、慢性多肌炎,有时为雅库关节病。与类风湿关节炎不同的是在 X 线检查时并无关节侵蚀性病变。

3.皮肤表现

55%的患者诉皮肤干燥、头发干燥。亦可发生皮肤损害,呈多样性改变,包括紫癜、红皮病、冻疮样损害。紫癜多与高丙种球蛋白血症及血管炎相关。

4.消化系统表现

胃肠道受累及时,黏液分泌减少,防御功能下降,患者常表现为反流性食管炎和食管动力障碍,可致吞咽困难;恶心、上腹部疼痛,活检显示萎缩性胃炎。结肠和直肠黏液分泌减少可导致便秘。肝脏是最大的外分泌腺,PSS 患者的肝脏常受累,肝脾大或肝功能异常者发生率达 25%～58%,5%抗线粒体抗体阳性,活检显示轻度肝内胆管炎。北京协和医院的 135 例 PSS 病例分析显示,肝损害发生率为 28.1%,其中 22%与 PSS 相关。亚临床型胰腺病变少见,25%的患者可有淀粉酶的轻度升高,因胰腺功能受损而导致的吸收不良综合征罕有发生。

5.呼吸道表现

常为支气管黏膜分泌减少导致的干咳,也可因气道阻塞而导致呼吸困难。X 线检查示轻微的间质性改变,高分辨 CT 检查示节段性支气管壁变厚,活检示支气管周围单核细胞浸润。严重的肺间质性病变在 PSS 少见。一般不出现胸腔积液。

6.泌尿生殖系统表现

PSS 也可发生间质性膀胱炎,这是一种非细菌感染引起的慢性膀胱炎,很早即认识到它是"胶原血管性疾病"的合并症,而近年来的研究证实,很多这些疾病即是 PSS。间质性膀胱炎的临床表现与细菌感染性膀胱炎类似,但是反复尿培养无细菌生长,其诊断只有靠膀胱镜检查和组织活检。30%的患者阴道分泌物减少而导致性交困难。

7.神经系统表现

神经病变可发生于周围感觉神经或运动神经,常累及单一神经,如三叉神经和视神经。中枢神经病变少见,其发病率仍有争议。Alexander 等在 1986 年报告可发生类似于多发性硬化的中枢神经性疾病,其发生率约为 30%。而Vincent 等 2003 年报告,主要是横断性脊髓炎,发生率只有 1%。

8.内分泌系统表现

自身免疫性甲状腺疾病在 PSS 中发生率为 10％～45％。Ramos-CasaIs 等报道的 160 例 PSS 患者中,约 36％合并甲状腺疾病,主要为自身免疫性甲状腺炎,其他学者也报告可合并慢性淋巴细胞性甲状腺炎(桥本甲状腺炎)和甲状腺功能减退,30％～40％的患者血清出现抗甲状腺抗体和促甲状腺激素水平升高。

9.血管病变表现

血管炎的发生率为 5％,累及小及中型血管。最常见的表现为紫癜,少见情况下,血管炎可累及肾脏、肺、胃肠道、乳腺和生殖道。干燥发生若干年后可出现雷诺现象,发生率约为 35％。

10.淋巴瘤

大约 5％的 PSS 患者可发生淋巴瘤,表现为持续的、广泛的唾液腺肿胀、广泛的淋巴结病及皮肤浸润。近年来淋巴瘤的发生较以前已有明显增加。

三、干燥综合征肾损害的临床与病理表现

肾脏是 PSS 常累积的器官,早在 1962 年曾报告过一例 PSS 患者出现肾性尿崩症。在对另外8 例PSS 患者进行研究后发现,4 例患者有持续性尿浓缩功能障碍及水丢失,但无蛋白尿和其他肾脏异常表现。此后关于 PSS 的低比重尿及肾脏浓缩功能受损的研究逐渐增多。PSS 患者肾脏受累的发生率各家报告不一,在 18％～67％范围,一般认为在 50％以上。确切的患病率很难估计,原因可能为:①病变的严重程度及病程差异很大,其中不乏为亚临床型患者,在很长时间并无明显症状;②缺乏统一的被大家接受的诊断标准;③对该病的重视程度不一,许多早期患者已存在肾小管功能不全表现,而患者没有主诉也未被医师重视;④目前肾脏损害的研究报道只是一些小样本研究。

PSS 的肾损害主要包括以下 3 方面疾病。

(一)肾小管间质肾炎

肾小管间质肾炎为 PSS 最主要和最突出的肾损害表现,即使以大量蛋白尿或肾病综合征为主要表现的 PSS 肾小球肾炎患者,其肾间质和小管的病变也很突出。一般认为,PSS 肾小管间质病变的发病机制与其肾小球病变机制不同,后者是免疫复合物介导性疾病,而肾小管间质肾炎、肝脏损害及阻塞性支气管炎是由淋巴细胞侵犯上皮细胞导致,发生在疾病早期。肾小管间质肾炎多见于相对年轻患者,肾脏病理学改变为轻-中度的肾间质淋巴细胞浸润,伴不同程度的肾小管萎缩和间质纤维化。浸润的细胞多为 CD4$^+$ T 细胞、B 细胞及浆细胞,其细

胞类型与 PSS 的其他外分泌腺浸润的细胞类型一致。而非干燥综合征原因导致的 CIN 浸润的细胞多为毒性 T 细胞。

PSS 肾小管间质肾炎的临床表现常十分隐匿，有些患者只有亚临床型肾损害表现。报告最多的慢性肾小管间质肾炎临床表现为低渗尿、肾小管性酸中毒（RTA）及范可尼综合征，并最终进入慢性肾衰竭。

因肾脏浓缩功能受损而出现的多饮多尿往往是 PSS 患者最早的临床表现，甚至有些患者在明显的口干、眼干等症状出现前即已存在多年。1965 年 Shearm 及 Tu 报告了一例年轻女性的 PSS，在口干、眼干前 10 年即有多饮多尿。多饮多尿的症状轻微，常不为患者所重视，因而导致疾病在很长的时间内不能得到确诊。临床上许多多饮多尿的病例常与其他肾小管功能异常表现（如 RTA、肾性糖尿及范可尼综合征）先后出现或同时出现，但是也可以孤立存在。RTA 与尿浓缩功能障碍并不一定相互关联，这提示 PSS 中的肾小管间质损伤可能是多部位和多种功能的受损。

PSS 患者还常出现 RTA，其中主要为 I 型 RTA，其次为 II 型 RTA。PSS 患者中 RTA 的发生率为 20%～25%，协和医院报告的 407 例干燥综合征中只有 60 例（14.7%）诊为 RTA。不过这 60 例均为症状较重需要住院治疗的患者，其中 I 型 RTA 为 88.1%，II 型为 18.3%，94% 的 I 型 RTA 患者反复出现低钾性肌麻痹，亚临床型 RTA 只占 7.6%，远远低于文献报告的 33%。很清楚，此研究只纳入了临床症状严重的干燥综合征病例，而未包含轻症及亚临床型患者。长时间地对 PSS 患者进行追踪观察，RTA 患病率会明显升高。Ren 等报告我国 130 例 PSS 患者的回顾性分析发现，多达 95 例（73.1%）合并 RTA，而其中 91 例为 I 型 RTA。RTA，尤其是 I 型 RTA 在 PSS 患者中的高发病率提示 PSS 是 RTA 重要的发病因素之一。长期的 RTA 可导致泌尿系统结石及肾钙化，并可因此而导致慢性肾功能不全。另外，PSS 患者的范可尼综合征也时有报告。北京协和医院报告的 42 例范可尼综合征中，11.9% 是 PSS。个别学者报告 PSS 可合并 Giteiman 综合征。

肾脏的主要病理改变是慢性肾小管间质肾炎。Maripuri 等报告的 24 例 PSS 患者经肾活检诊断为 CIN 者有 11 例（45.8%）；北京协和医院的 26 例 PSS 患者经肾活检诊断为 CIN 者有 18 例（69.2%）；上海瑞金医院的 30 例 PSS 患者经肾活检诊断为 CIN 者有 20 例（66.7%）。病理检查可见肾间质淋巴细胞浸润，同外分泌腺一样，浸润的细胞也主要为 $CD4^+$ T 细胞、B 细胞及浆细胞。随疾病进展将出现不同程度的肾间质纤维化和肾小管萎缩，甚至肾小球缺血性损害（缺血性皱缩或硬化）。免疫荧光检查常阴性。

(二)免疫复合物性肾小球肾炎

以往认为 PSS 合并肾小球肾炎者少见，文献只是个案报告。有学者 1984 年在国内首先报告了两例 PSS 合并肾小球肾炎病例，其中一例为 IgA 肾病，同时又合并 I 型 RTA 低钾性麻痹，当时见于文献报告者只有 8 例。但此后文献报告 PSS 合并肾小球肾炎者逐渐增多。2001 年 5 月至 2006 年 5 月期间北京协和医院共有 48 例 PSS 患者接受肾活检，肾脏病理表现为慢性间质病变为主者有 23 例，以肾小球受累为主者有 25 例，占肾活检总数的 52%。上海瑞金医院报告的 103 例 PSS 中，肾小球损害者有 15 例(14.6%)。由于未在所有 PSS 患者中进行肾小球性蛋白尿的筛查，而 PSS 学者接受肾活检的病例数毕竟很少，而且各单位选择进行肾活检的指征也有很大差别，为此，很难确定 PSS 患者中肾小球肾炎的确切发生率。美国梅奥医学中心在长达 40 年的时间里，观察了 7 276 名 PSS 患者，只有 24 例进行了肾活检。现在随着大家对 PSS 患者肾小球疾病的重视，已发现它不是少见疾病，而是导致 PSS 慢性肾衰竭不可忽略的原因之一。

PSS 患者肾小球肾炎的病理学类型以膜性肾病多见，约占全部肾小球疾病的一半，其次为系膜增生性肾小球肾炎、膜增生性肾小球肾炎及局灶节段性肾小球硬化症等。膜增生性肾炎有时合并冷球蛋白血症。少数患者有肾脏及肾外血管炎表现。2007 年，北京协和医院报告的 48 例行肾活检的 PSS 患者中，以肾小球受累为主者有 25 例，其中膜性肾病有 17 例(占 68%)。这与 1997 年学者所在科室早期报告的 PSS 肾活检病理诊断有明显区别，1997 年的 26 例活检标本中单纯 CIN 有 18 例(69%)。这 5 年来，除了对明显高丙种球蛋白血症伴肾小管功能损伤的患者进行肾活检外，也选择了中至大量肾小球源性蛋白尿患者和/或血清肌酐升高的患者进行肾活检，因此 PSS 的肾病疾病谱有了变化。上海瑞金医院的病例中，10 例临床表现为肾病综合征者，其病理类型为系膜增生性肾炎的有 5 例，局灶节段性肾小球硬化症 2 例，膜性肾病 1 例，微小病变肾病 2 例。少见情况下 PSS 还可合并其他类型的肾小球疾病，如抗中性白细胞胞质抗体(ANCA)相关性新月体肾炎。

(三)肾衰竭

文献报道 PSS 患者肾功能损害的发生率差别较大，为 2%～33%。Aasarod 等报道，21% 患者出现肾小球滤过率下降。上海瑞金医院报告的 103 例 PSS 患者中，22 例有肾功能损害，占 21.4%，其中 13 例为轻度损害(血清肌酐＜176 μmol/L)。

北京协和医院 1997 年报告的肾活检患者 26 例中,有 5 例(占19.23%)肌酐清除率<50 mL/min。Maripuri 等报告的患者肾功能损害所占比例较大,24 例中 10 例(41.7%)呈慢性肾功能不全,7 例(29.2%)呈急性肾衰竭。但是由于该组患者是长达 40 年时间里的少数肾活检患者,其结果可能会存在偏倚,国内北京协和医院和上海瑞金报告的肾功能损害发生率可能比较客观。儿童 PSS 也可以发生终末期肾脏病,而儿童的 PSS 由于症状不典型,故 ESRD 患儿中 PSS 所占比例很可能被低估。发生肾衰竭的主要原因为慢性肾小管间质肾炎导致的肾间质纤维化,而肾小球肾炎所致肾小球硬化、肾结石和肾钙质沉着症所致肾损害也都参与了慢性肾衰竭发生。PSS 还可发生急性间质性肾炎,Maripuri 等报道的 24 例 PSS 病例中,急性间质性肾炎即占 6 例(25.0%),临床呈现急性肾衰竭。

四、干燥综合征的诊断与鉴别诊断

(一)诊断标准

PSS 的诊断在很长一段时间并无统一标准,曾经使用的标准有以下几种。①1975 年旧金山标准:1975 年由 Daniels 等创意制订。②哥本哈根标准:1976 年由 Manthorpe 设计并在 1981 年第一次干燥综合征讨论会上报告的标准。③圣地亚哥标准:1986 年由 Fox 等人提出,故又称为 Fox 标准。④欧洲标准:于 1993 年提出,1996 年又发表了对其验证的资料。欧洲标准是国际上最先建立在前瞻性、多中心研究基础上的诊断标准,分为如下 6 项指标:眼干症状,口干症状,眼客观检查包括泪液分泌试验和角膜荧光素染色,口腔客观检查包括唾液流率测定、唾液腺核素闪烁扫描及腮腺造影,血清自身抗体包括抗核抗体(ANA)、类风湿因子、Ro 及 La 抗体(又称为抗 SSA 及抗 SSB 抗体),以及下唇黏膜活检(查淋巴细胞浸润),6 项中符合 4 项即可诊断。一般认为在诊断 PSS 时,圣地亚哥标准常过严,而欧洲标准过宽。⑤欧美合议标准:2002 年原制订欧洲标准的人员与美国学者,在原欧洲标准基础上重新分析合议而制订。此标准认为肯定的 PSS 诊断必须具备自身免疫表现,即唇黏膜活检显示局灶性涎腺炎及抗 SSA 和/或抗 SSB 抗体阳性,二者至少必具其一。另外,唇黏膜活检原要求至少有 2 个病灶,已降为 1 个病灶;Scheirmer 试验5 分钟泪液湿润长度由 8 mm 降为 5 mm;角膜荧光素染色检查磨损点由 10 个降为 4 个;而且自身抗体检验未再包括 ANA 及类风湿因子。欧美合议标准被广泛接受,已成为国际上诊断 PSS 的基本标准。⑥干燥综合征国际分类(诊断)标准:2002 年 5 月在日本举行的第 8 届干燥综合征国际会议上,根据中国及日本的验证材料对欧美合议标准进行了修订,称为干燥综合征国际分类(诊断)标准(2002 年修订版)。我国学者应用此标准分析后发现,其敏感性为 87%,特异性为97.8%。2003 年中华医学会风湿病学分会指定的干燥综合征诊治指南(草案)也推荐使用此标准,目前已在我国广泛使用。

(二)鉴别诊断

根据典型的临床表现和实验室检查,PSS 的诊断一般不难。但需要与某些有眼干、口干症状及腮腺肿胀表现的疾病鉴别。结节病与 PSS 的临床表现很相像,但是腮腺活检显示非干酪样肉芽肿及抗 SSA、SSB 抗体阴性可资鉴别。其他需要与 PSS 鉴别的疾病包括艾滋病、丙型肝炎病毒感染、移植物抗宿主反应。艾滋病患者有干燥综合征症状、腮腺肿胀、肺脏受累和淋巴结病,但是血清抗 SSA、SSB 抗体阴性,人类免疫缺陷病毒(HIV)抗体阳性,腮腺浸润的淋巴细胞以 $CD8^+$ T 细胞为主,均有助于鉴别。丙型肝炎病毒感染可以导致淋巴细胞性腮腺炎,很像干燥综合征,但是 PSS 患者的血清抗 SSA、SSB 抗体阳性,抗丙型肝炎病毒抗体阴性,可资鉴别。

(三)干燥综合征诊断的困惑

遵照欧美合议干燥综合征分类(诊断)标准,国内有报道用此诊断 PSS 的敏感性为 87%,特异性为97.8%,但是这只是单中心资料分析,欲全面验证此标准对我国 PSS 诊断的准确性,还必须进行多中心研究。其次,由于 PSS 的临床表现多样化,而且受累器官出现时间及数量不一,也使得 PSS 易被误漏诊。有学者经历过这样一个病例,在 20 世纪 50 年代因为高丙种球蛋白血症和皮肤紫癜而被诊断为"高丙种球蛋白性紫癜",予以肾上腺皮质激素治疗。患者接受了长达 40 年的小剂量激素治疗,直到 90 年代死于干燥综合征慢性肾衰竭。尽管此激素治疗对患者干燥综合征病情有益,但是此疾病诊断实际是误诊。鉴于慢性肾小管间质肾炎伴淋巴细胞及浆细胞浸润是 PSS 较为特征的肾损害病理表现,因此肾活检病理检查可能为 PSS 诊断提供有价值线索,凡疑及 PSS 且出现肾损害的患者均应进行肾活检,这可能会避免不少误诊、漏诊。

五、干燥综合征及其肾损害的治疗

非脏器的损伤如关节痛等一般可用非甾体抗炎药和羟氯喹治疗,糖皮质激素也可以缓解症状,但是由于其不良反应而限制了其长期使用。对于血沉增快、多克隆丙种球蛋白增加及患有淋巴结病的患者,羟氯喹有较好的疗效,其剂量为 $6\sim8$ mg/(kg·d)。虽然羟氯喹能缓解非特异性症状,但不会增加泪液和唾液,改善眼干及口干症状。对于羟氯喹的眼睛不良反应(视觉及角膜病变)应予以关注,每6～12个月应进行1次常规的眼科检查。

有脏器损伤者,应使用肾上腺糖皮质激素,其剂量与治疗 SLE 所用剂量相同,为减少激素用量,可与其他免疫抑制剂联合使用如羟氯喹、环磷酰胺、硫唑嘌呤及甲氨蝶呤等,对某些选择性病例也可以使用来氟米特。环孢素 A 也是治疗 PSS 的常用药物。环磷酰胺常用于病情严重和合并血管炎的患者,由于 PSS 常合并淋巴瘤,故主张以小剂量给予,而不使用大剂量的静脉注射。不能耐受环磷酰胺者也可以使用吗替麦考酚酯。生物制剂如英夫利昔单抗(能抑制 TNF-α)和利妥昔单抗(抗 CD20 单克隆抗体)都已经用于 PSS 治疗。2009 年 Maripuri 等报道3例 PSS 合并肾损害(2 例为肾小管间质肾炎,1 例为冷球蛋白血症性肾小球肾炎)患者在接受激素及利妥昔单抗治疗后,肾功能长期维持稳定。

合并 RTA 者现在尚无根治方法,以对症处理为主。对于此类患者是否应使用肾上腺糖皮质激素治疗仍无明确意见。合并高丙种球蛋白血症者,使用小剂量激素治疗可能有助于肾功能的长期稳定。对于肾间质有明显的淋巴细胞和浆细胞浸润、肾功能受损的高丙种球蛋白血症 PSS 患者应积极使用激素和免疫抑制剂治疗。对于单纯的肾小管间质肾炎患者,其治疗应依据肾活检的肾小管间质损伤程度(病变广泛程度,活动及慢性化程度)而选择使用或不使用激素及免疫抑制剂治疗。

PSS 合并肾小球肾炎者,应参照狼疮性肾炎的治疗方案处理。北京协和医院 1997 年报道的 26 例 PSS 合并肾损害者,有 10 例为明显蛋白尿,其中 5 例肾病综合征,经激素和免疫抑制剂(环磷酰胺,环孢素 A)治疗后,7 例完全缓解,2 例部分缓解,1 例疗效较差 1 年内进展到 ESRD。而后 2007 年报告的 PSS 膜性肾病(包括非典型膜性肾病)患者,临床表现为肾病综合征时,均给了激素联合环磷酰胺治疗,而尿蛋白定量＜3 g/d 者用激素联合血管紧张素转化酶抑制剂或血管紧张素 AT1 受体阻滞剂治疗,12 例患者随诊 4～59 个月,肾病综合征完全缓解者 8 例,部分缓解者 4 例。

糖皮质激素及免疫抑制剂联合治疗,对肾功能的稳定和改善至关重要。即使肾损害已达到慢性肾脏病Ⅳ期水平的患者,治疗后病情也能取得较长时间的稳定。上海瑞金医院 2005 年报告的 103 例 PSS 患者中,22 例合并肾功能不全,经治疗后 12 例肾功能恢复正常。Maripuri 等 2009 年报告的一组 PSS 伴肾损害病例,经糖皮质激素和免疫抑制剂治疗,并随访 17～192 个月(中位数为 76 个月),结果显示 16 例患者中的 14 例肾功能维持原水平或有所改善,其中 7 例慢性肾脏病Ⅳ期的患者,无一例进展到Ⅴ期。北京协和医院治疗的病例也获得了类似良好结果。为此,PSS 合并肾功能损害者,即使已到较晚期(如慢性肾脏病Ⅳ期),若无禁忌证也应给予糖皮质激素和/或免疫抑制剂治疗,以期改善预后。

第四节　类风湿关节炎肾损害

类风湿关节炎(rheumatoid arthritis,RA)在我国是一种常见的以关节慢性炎症病变为主要表现的自身免疫性疾病,患病率为 0.32%~0.34%。类风湿关节炎除侵犯手足小关节外,还可累及肺、心、肾脏等其他脏器。

类风湿关节炎患者可发生各种各样的病变。由于类风湿关节炎患者中多种因素可损害肾脏,如药物相关的肾损害、继发性淀粉样变及各种类型的肾小球肾炎等,因此不同的研究,其肾脏受累的发病率报道不一,即为 5%~50%。近年来,有研究发现,如果将肾小球滤过率的降低作为肾脏受损的指标,则在类风湿关节炎的发病过程中,肾脏受累可高达 46.3%~57.0%,而且肾脏病变往往是导致类风湿关节炎患者死亡的重要原因之一。

类风湿关节炎肾脏病变的形式多样,主要包括类风湿关节炎原发性肾损害、血管炎、继发性肾淀粉样变和药物性肾损害等。可出现多种肾脏病理表现,常见的有系膜增生性肾小球肾炎、MN,此外可表现为急进性肾小球肾炎、IgA 肾病、肾小球轻微病变、纤维性肾小球肾炎、局灶节段坏死性肾炎和间质性肾炎等。不同的病变,临床表现轻重不一,治疗方法和预后也各不相同。

一、原发性肾损害

原发性肾损害是指发病时无其他原因的肾损害(除外继发因素引起的肾损害),包括以下几项。

(一)系膜增生性肾小球肾炎

系膜增生性肾小球肾炎(MePGN)(包括 IgA 肾病)是类风湿关节炎原发性肾损害最常见的病理类型。Nakano 等报道 158 例类风湿关节炎伴肾损害的肾活检患者中,MePGN 占 34%,在应用缓解病情的抗风湿药前已有肾损害。Helin 等研究 110 例伴肾损害的类风湿关节炎患者发现,40 例病理表现为系膜增生性肾小球肾炎,约占 36%,IgA 肾病 8 例,约占 7%。临床表现为镜下血尿和/或蛋白尿,少数可表现为肾病综合征,肾功能损害较轻。肾脏病理表现为系膜细胞增生、基质增多、肾小球基膜无明显变化;免疫荧光可见系膜区 IgA 和/或 IgM、C_3 颗粒状沉积,也可免疫荧光全部阴性,电镜下可见系膜区电子致密物沉积。有研究显示,肾小球 IgM 强度与类风湿关节炎病程、病情及血 IgM 水平无关,但与血 IgM 型类风湿因子水平呈正相关;肾小球颗粒状 IgA 沉积常伴有 C_3 沉积,其强度与类风湿关节炎病程、病情严重程度及血 IgA 水平呈正相关。

(二)MN

虽然部分 RA 患者在使用青霉胺或金制剂等药物治疗之前,可发生 MN,但大部分 MN 的发生为类风湿关节炎的治疗药物(青霉胺或金制剂)所致,类风湿关节炎原发性 MN 与继发性 MN 之比为 1∶(2～4)。MN 可表现为持续性中～重度蛋白尿,活动性尿沉渣少见,肾功能大多正常且可维持较长时间。病理表现为肾小球基膜增厚,晚期可见系膜基质增多毛细血管腔闭塞,免疫荧光可见上皮下免疫复合物沉积,以 IgG 为主。

接受青霉胺治疗的类风湿关节炎患者,其 MN 的发生率约为 1%,而肠外金制剂治疗的 MN 的发生率为 1%～3%。蛋白尿多发生于用药后的 6～12 个月内,亦可发生于 3 年后。停药后几乎所有患者尿蛋白均可消失,停药后 9～12 个月大多数患者尿蛋白可消失,少数患者尿蛋白可持续 2～3 年。

现今,由于临床上很少使用青霉胺或金制剂,因此类风湿关节炎患者 MN 的发病率较以往明显降低。

(三)膜增生性肾小球肾炎和新月体肾炎

类风湿因子免疫复合物沉积引起系膜细胞增殖及内皮细胞反应增强可导致膜增生性肾小球肾炎,但类风湿关节炎引起膜增生性肾小球肾炎并不多见。由于体液及细胞免疫异常导致肾小球免疫复合物沉积,故 RA 也可伴发新月体肾炎,可突发急性肾衰竭,新月体形成(由巨噬细胞及肾小球上皮细胞组成),免疫病理可见 IgG、IgM、C_3 等颗粒状沉积于肾小球周围。

(四)薄基底膜肾小球病

Nakano 等对 81 例类风湿关节炎伴肾损害者行电镜检查发现,其中 30 例有弥漫性肾小球基膜变薄,并认为基膜变薄的根本原因为类风湿关节炎,而缓解病情抗风湿药的使用则加速了此过程。

二、类风湿血管炎

血管炎是类风湿关节炎的基础病变之一,累及中小动、静脉。其中 15% 的类风湿关节炎患者可发生肾脏坏死性血管炎。肾脏坏死性血管炎多发生于类风湿关节炎病情活动时。坏死性血管炎虽然不常见,但却是类风湿关节炎肾损害严重的表现,往往伴有新月体的形成。临床常表现为高血压、血尿、蛋白尿、肾衰竭。病理表现以肾脏小血管(如叶间动脉、弓形动脉或小叶间动脉)节段性坏死为特点。病初肾小球细胞呈局灶节段性增生,后随巨噬细胞浸润和上皮反应可形成大小不等的细胞性新月体,同时可伴有弥漫性系膜和内皮细胞增生,毛细血管内微血栓形成。也可表现为局灶硬化性肾小球肾炎;肾小球周围炎症细胞浸润,甚至肉芽肿形成;肾小管萎缩坏死、肾间质水肿、单核细胞浸润。晚期肾小球硬化、肾小管萎缩、间质纤维化。大部分病例免疫病理呈免疫复合物全部阴性或微量 IgG、IgA 在坏死部位沉积。电镜下约 20% 可见细小散在的电子致密物。泼尼松、环磷酰胺或硫唑嘌呤、血液透析或血浆置换等治疗的短期疗效较好,但长期疗效仍有待提高。抗中性粒细胞胞质抗体(ANCA)是血管炎的标志物,类风湿关节炎合并肾坏死性血管炎可伴有血 ANCA 阳性。核周型 ANCA 阳性者易发生类风湿关节炎相关性肾病,且有时类风湿关节炎血管炎仅累及肾脏,故对于伴有发热、体重下降及尿检异常等表现的类风湿关节炎患者应经常检测 ANCA,特别是核周型 ANCA,以明确有无坏死性肾小球肾炎的可能。

三、继发性淀粉样变

长期严重的类风湿关节炎患者约 20% 可并发继发性淀粉样变。淀粉样变肾病均有不同程度的蛋白尿,其中1/3～1/2 表现为肾病综合征,易并发肾静脉血栓形成,晚期可出现高血压及肾衰竭。Nakano 等曾报道 73% 类风湿关节炎继发性淀粉样变患者发生肾功能不全,明显高于类风湿关节炎无继发性淀粉样变的 31%。肾脏病理表现为肾小球体积增大,淀粉样物质在肾小球基膜、系膜区、肾小管间质和血管处沉积,基膜增厚,晚期毛细血管腔闭塞。免疫病理可见较弱的免疫球蛋白和 C_3 在肾小球毛细血管壁、系膜区、肾小管壁和间质小动脉壁沉积。电镜可见系膜区和基膜有特征性的无分支的排列紊乱的淀粉样纤维结构。淀粉样变肾病暂无特异治疗,一般会发展至慢性肾衰竭。Uda 发现,类风湿关节炎合并肾淀粉样变的预后与淀粉样物质在肾脏沉积的部位有关,淀粉样物沉积于肾小球者其肾功能恶化明显快于肾小球无淀粉样物沉积(如淀粉样物沉积于血管壁)。另有类风湿关节炎淀粉样变肾病综合征经免疫抑制剂治疗而缓解的报道。类风湿关节炎淀粉样变可与 MN、系统性血管炎和新月体肾炎同时或先后发生。

由于类风湿关节炎患者继发性淀粉样变的发生与炎症活动程度密切相关，随着控制炎症新的药物的出现，使炎症活动及严重程度得到有效控制，因而使得类风湿关节炎患者继发性淀粉样变的发病率大大降低。

四、药物性肾损害

类风湿关节炎患者肾损害除与类风湿关节炎病变本身有关外，部分与类风湿关节炎的治疗药物相关。

(一)非甾体抗炎药肾损害

非甾体抗炎药(nonsteroidal antiinflammatory drug, NSAIDs)是一类缓解RA患者症状的常用药物。因此，了解非甾体抗炎药对肾脏的作用，是关乎类风湿关节炎患者预后的非常重要问题。

非甾体抗炎药可通过改变肾脏局部血流动力学和引起急性间质性肾炎等而导致急性肾损伤，且常伴有肾病综合征的发生。这可能与非甾体抗炎药抑制前列腺素的合成有关。此外，非甾体抗炎药尚可致急性肾小管坏死、MN和慢性肾脏病等。

此外，非甾体抗炎药可通过肝肾细胞内p450氧化酶系统代谢形成的活性产物以共价键形式与肾组织蛋白结合，可引起肾细胞的氧化损伤。非甾体抗炎药还引起小血管及毛细血管基膜均匀性增厚等微血管病变。

1.急性肾损伤

一般的生理状态下，在肾组织中，前列腺素的合成并不多，其作用的重要性并不突显。但当患者存在肾脏基础病变、低血流量、肾组织局部高血管紧张素Ⅱ活性时，前列腺素(尤其是前列腺环素和前列腺素E_2)的合成明显增加，能拮抗血管紧张素Ⅱ及其他血管活性物质的收缩血管作用，扩张肾血管，改善肾血流量，提高肾小球滤过率，保护肾功能。由此可见，当类风湿关节炎患者使用非甾体抗炎药时，可抑制前列腺素合成，引起肾脏缺血，降低肾小球滤过率，升高血清肌酐。此作用常发生于用药后的3~7天。

2.急性肾小管坏死

由于非甾体抗炎药可抑制前列腺素的合成，使肾血管收缩，导致肾脏缺血，进而发生急性肾小管坏死。当同时应用其他肾毒性药物(如造影剂)时，其发生率则明显增加。因此，当患者需行造影剂检查时，应停用非甾体抗炎药。

3.急性间质性肾炎及肾病综合征

非甾体抗炎药致急性肾损伤的另一重要原因是急性间质性肾炎(表现为肾

间质以 T 细胞为主的炎症细胞的浸润），常伴发肾病综合征（其病理常为微小病变肾病）。肾病综合征的发生与活化 T 细胞释放的毒性淋巴因子的作用有关。以上病变最多见于非诺洛芬，但也可由其他非选择性非甾体抗炎药引起。另有报道，选择性 COX-2 抑制剂亦可引起该病理改变。

非甾体抗炎药致急性间质性肾炎及肾病综合征的机制尚不明确，可能与非甾体抗炎药抑制环氧合酶，增加花生四烯酸向白三烯转化，从而激活辅助 T 细胞的作用有关。

患者可表现为血尿、无菌性脓尿、白细胞管型、蛋白尿、肾小管性酸中毒及血清肌酐的升高。典型变态反应的表现如发热、皮疹、嗜酸性粒细胞血症和嗜酸性粒细胞尿症等并不多见，但部分出现。病情常可于非甾体抗炎药停用数周至数月内自发缓解。当怀疑存在非甾体抗炎药导致的间质性肾炎时，则应终止使用非甾体抗炎药。

4.MN

早期的报道认为几乎所有非甾体抗炎药诱发的肾病综合征其病理均为微小病变，然而，有证据表明 MN 也是肾病综合征的原因之一。其发生与一种特殊的非甾体抗炎药，即双氯芬酸的使用有关。

此外，除上述病变外，每天长期使用非甾体抗炎药可使患者发生慢性肾脏病的风险增加，这可能与肾乳头坏死等因素有关。晚期可出现高血压和肾衰竭等。

非甾体抗炎药肾损害的治疗主要有：停用非甾体抗炎药，维持尿量在每天 2 000 mL 以上，慎用利尿剂，控制高血压和尿路感染。非甾体抗炎药急性间质性肾炎预后良好，几乎所有的早期患者在停药后数周至数月内肾功能恢复，肾病综合征缓解。对合并肾病综合征及肾脏病理显示广泛炎细胞浸润者，停用非甾体抗炎药 1～2 周后肾功能仍不能好转者，糖皮质激素治疗可能有疗效。终末期肾衰竭及未完全停用非甾体抗炎药者则预后较差。伴难治性高血压、高尿酸血症、尿路梗阻、局灶性肾小球硬化者在停用非甾体抗炎药后肾功能也常缓慢恶化，预后不佳。

（二）青霉胺肾损害

青霉胺所致的肾损害与青霉胺的剂量和时间等密切相关，青霉胺的剂量越大，治疗时间越长，越易导致肾损害。肾损害可发生于青霉胺治疗后 4～18 个月。青霉胺用量＞500 mg/d 者易出现蛋白尿，严重者出现肾病综合征。青霉胺较易引起 MN，可能原因为青霉胺作为半抗原沉积于肾小球基膜，引起免疫复合物肾炎。使用糖皮质激素可使尿蛋白很快消失。青霉胺也可引起系膜增生性肾小球肾炎、新月体肾小球肾炎和狼疮样表现,甲泼尼龙冲击及泼尼松治疗可改善病情。

(三)金制剂肾损害

金制剂治疗常可引起蛋白尿、血尿,但肾病综合征少见,肾脏主要病理表现为 MN。金可沉积于肾小管细胞的线粒体内和间质巨噬细胞内,引起小管间质性肾炎,进而小管上皮细胞损伤释放出抗原,通过免疫反应诱导自身抗体产生,形成免疫复合物,沉积于肾小球上皮下,从而发生 MN。电镜下可见上皮细胞足突间免疫复合物(含有 IgG 和 C_3)的沉积。停用金制剂并使用糖皮质激素可使尿蛋白、血尿改善或缓慢消失。Katz 等报道,1 283 例类风湿关节炎患者口服金诺芬治疗后,41 例出现蛋白尿,其中 15 例轻度异常(0.15～1.0 g/d),17 例中度异常(1.0～3.5 g/d),9 例重度异常(>3.5 g/d),停药后尿蛋白多于 1 年内缓解,不遗留永久肾损害。口服金制剂较静脉用金制剂不良反应小,耐受性好。

(四)环孢素 A 肾损害

环孢素 A(cyclosporin A,CsA)的治疗可引起肾损害。其机制可能与 CsA 引起肾血管收缩,进而降低肾小球滤过率,以及直接损伤肾小管细胞等有关。CsA 相关肾病可分为急性肾病和慢性肾病。急性 CsA 相关肾病的病理主要表现为急性肾小管坏死、间质水肿及淋巴细胞浸润,小动脉中层黏液样改变、血管壁透明样改变、肾小球系膜基质轻度增生。临床上可表现为急性可逆性肾衰竭、溶血性尿毒综合征、动静脉栓塞等。慢性 CsA 相关肾病的病理可表现为肾小管空泡变性、坏死脱落及小管萎缩,肾间质局灶性条带状纤维化,小动脉壁透明样变性,少数可见局灶性肾小球硬化。慢性 CsA 相关肾病多发生于应用 CsA 1 年以上者,表现为蛋白尿、高血压及渐进性肾功能损害。一般认为小剂量 CsA 导致肾损害的可能性小。Rodriguez 报道,22 例 RA 患者接受 CsA 治疗,初始剂量<4 mg/(kg·d),以后剂量<5 mg/(kg·d),87 个月后肾活检证实未发生 CsA 相关肾病,肾功能未恶化。慢性 CsA 相关肾病的预后与肾功能异常持续时间相关。防治 CsA 相关肾病的措施主要包括合理掌握 CsA 用量,监测血 CsA 浓度和肾功能;应用钙通道阻滞剂减少 CsA 肾毒性,增加 CsA 的免疫抑制效果;合用小剂量 1,25(OH)$_2$D$_3$,减少 CsA 用药剂量,维持免疫抑制功能,从而降低 CsA 肾毒性。

(五)甲氨蝶呤肾损害

甲氨蝶呤可引起肝功能损害、骨髓抑制等,肾损害少见。本品主要由肾脏排出,其肾毒性与剂量有关。甲氨蝶呤经肾脏排泄时可引起肾小管阻塞或对肾小管的直接毒性作用而导致急性肾衰竭。适度水化(保持尿量>100 mL/h)、碱化尿液等措施可减少肾衰竭的发生。由于肾功能减退可使该药半衰期延长,故应根据肾功能调整其剂量。

参 考 文 献

[1] 梅长林,陈惠萍,周新津.临床肾脏病理学[M].北京:人民卫生出版社,2021.

[2] 吴展华.现代临床内科疾病学[M].天津:天津科学技术出版社,2020.

[3] 李兆军.肾内科疾病临床诊断与治疗实践[M].长春:吉林科学技术出版社,2019.

[4] 徐玉生.现代内科疾病诊疗思维[M].北京:科学技术文献出版社,2020.

[5] 张昆.肾内科疾病诊疗学[M].长春:吉林大学出版社,2019.

[6] 李浩.肾内科疾病临床诊疗[M].北京:科学技术文献出版社,2018.

[7] 曹伟波.新编肾内科疾病诊疗精要[M].长春:吉林科学技术出版社,2019.

[8] 孙彬.临床内科疾病诊断治疗[M].长春:吉林大学出版社,2020.

[9] 李莉.肾内科疾病临床诊断与治疗[M].天津:天津科学技术出版社,2018.

[10] 杨志宏.临床内科疾病诊断与治疗[M].长春:吉林科学技术出版社,2019.

[11] 张晓立,刘慧慧,宫霖.临床内科诊疗学[M].天津:天津科学技术出版社,2020.

[12] 曲小菡,李增艳,陈斌,等.现代肾内科疾病临床诊断与治疗[M].兰州:兰州大学出版社,2018.

[13] 邓辉.内科临床诊疗实践[M].汕头:汕头大学出版社,2019.

[14] 王淑侠.内科疾病诊治策略与技巧[M].天津:天津科学技术出版社,2018.

[15] 王毅.现代内科临床研究[M].长春:吉林科学技术出版社,2020.

[16] 郭礼,苏宝庆,张新梅,等.最新临床内科诊疗精要[M].西安:西安交通大学出版社,2018.

[17] 薛洪璐.现代内科临床精要[M].长春:吉林科学技术出版社,2019.

[18] 兰秀丽.临床内科诊疗技术[M].武汉:湖北科学技术出版社,2018.

[19] 谌贻璞.肾脏内科诊疗常规[M].北京:中国医药科技出版社,2020.

[20] 李淑红.新编内科诊疗新进展[M].武汉:湖北科学技术出版社,2018.

[21] 樊文星.临床肾内科疾病基础与治疗[M].北京:科学技术文献出版社,2019.

[22] 邢利.现代肾内科疾病诊治学[M].沈阳:沈阳出版社,2020.

[23] 沈斌,吕玲梅,刘琴.内科疾病诊疗与新进展[M].南昌:江西科学技术出版社,2018.

[24] 王丰军.实用肾内科学[M].长春:吉林科学技术出版社,2018.

[25] 张士奇.现代肾脏内科诊疗实践[M].开封:河南大学出版社,2019.

[26] 马西臣.肾脏内科疾病治疗实践[M].北京:科学技术文献出版社,2018.

[27] 樊文星.肾内科疾病综合诊疗精要[M].北京:科学技术文献出版社,2020.

[28] 胡丽萍,龚妮容,林建雄.实用肾脏疾病健康管理[M].广州:广东科技出版社,2018.

[29] 渠风琴.肾内科疾病临床诊治与新进展[M].天津:天津科学技术出版社,2019.

[30] 高克彬.实用肾内科常见病与血液净化[M].北京:科学技术文献出版社,2019.

[31] 丘蕾,可钦,翟爱荣.内科临床疾病诊疗学[M].南昌:江西科学技术出版社,2018.

[32] 苑秀莉.肾内科疾病临床诊断与治疗实践[M].天津:天津科学技术出版社,2020.

[33] 马国英.临床肾内科疾病诊疗技术[M].长春:吉林科学技术出版社,2019.

[34] 刘延卫,张安新,刘和国.新编肾脏内科诊治学及血液净化[M].哈尔滨:黑龙江科学技术出版社,2018.

[35] 冯晓明.临床肾内科疾病诊疗精要[M].南昌:江西科学技术出版社,2020.

[36] 李晨辉,王念慈,刘颖,等.脓毒症急性肾损伤诊疗进展[J].内科急危重症杂志,2021,27(05):422-427.

[37] 刘云涛,江攀,潘敬芳,等.氨来咕诺引起肾性尿崩症的机制[J].中国老年学杂志,2021,41(02):362-364.

[38] 裴晓琳,陈剑锋,李月珍,等.小儿狼疮肾炎的诊疗进展[J].医学临床研究,2018,35(02):291-294.

[39] 崔方强,赵文景.高血压肾损害诊疗进展[J].中国继续医学教育,2020,12(02):113-116.

[40] 明慧,余辉,陈援浩.肾血管性高血压的诊疗研究新进展[J].标记免疫分析与临床,2021,28(04):713-716.